結局現場でどうする？

こどもの敗血症

Sepsis, ショック

編著 佐々木 潤
ニクラウスこども病院 小児循環器集中治療

謹 告

本書に記載されている事項に関しては,発行時点における最新の情報に基づき,正確を期するよう,著者・出版社は最善の努力を払っております。しかし,医学・医療は日進月歩であり,記載された内容が正確かつ完全であると保証するものではありません。したがって,実際,診断・治療等を行うにあたっては,読者ご自身で細心の注意を払われるようお願いいたします。
本書に記載されている事項が,その後の医学・医療の進歩により本書発行後に変更された場合,その診断法・治療法・医薬品・検査法・疾患への適応等による不測の事故に対して,著者ならびに出版社は,その責を負いかねますのでご了承下さい。

序文

　近年では小児の敗血症分野でも多くの臨床研究が報告され，小児敗血症治療のガイドラインも発表されています．しかし，敗血症関連疾患による死亡率，合併症による後遺症の発生率は依然高く，敗血症へのさらなる治療の改善が強く求められています．

　本書はタイトルにもあるように，"結局現場でどうする？"という状況に日々遭遇し，救急救命，集中治療，感染症，一般小児と多岐にわたる専門分野で，第一線で奮闘している小児科医たちに執筆を依頼しました．この場をお借りして，執筆を快諾してくれた執筆陣にお礼を申し上げるとともに，長年にわたり少しずつ築き上げたネットワークがこういう形でひとつ実を結んだことがとてもうれしく思います．

　私自身も含めて，彼らのほとんどが北米で臨床研修した小児科医であり，現在も北米で臨床に従事している者も多くいます．日本での小児科研修を軽視する意図は決してなく，北米で臨床に従事した，少し違った視点が読者の皆様に刺激になると幸いです．

　本書には意識して取り入れたいくつかの特徴があります．

　"結局現場でどうする？"の状況を再現するために，症例提示形式をとりました．症例提示のあと，ディスカッションをとり上げ，文献を示しています．文献には，簡潔なコメントも付けました．そうすることで，元論文を実際に読んでもらいたいからです．特に，**必読！**とつけたものは，各項の筆者が勧める論文です．高い臨床力を有し，エビデンスを吟味する力をもった執筆陣一押しの論文を，ぜひ読んでみて下さい．

　2016年に成人の敗血症（Sepsis）の定義が改訂され，今までは，敗血症＝「感染＋SIRS（炎症）」だったものが，敗血症＝「感染＋臓器障害」となりました．小児の敗血症の新定義もこの流れを汲むと予想されます．それを意識して，SIRSという用語はなるべく使わないようにし，本書タイトルも敗血症（Sepsis，ショック）とすることにしました．

　また，感染症とは直接関連はしませんが，私の専門である小児循環器集中治療の症例も多少含まれています．

　敗血症は，成人も含めると2〜3秒に1人が世界のどこかで敗血症で死亡していることになるほど"common disease"です．第一選択はドパミン？ノルアドレナリン？という疑問を感じたことのある医師はもちろん，看護師や，臨床工学士の皆さんにも本書をお読み頂けると幸いです．

　最後になりましたが，この企画を（無謀にも？）何も著作がなかった私に提示して頂いた日本医事新報社出版局の皆さんにお礼を申し上げるとともに，今後も本書をきっかけに広がるいろいろな可能性を信じながら筆（正確にはタイピングする指を！）をおきます．

佐々木 潤
2019年2月　常夏のマイアミにて

目次

▶総論   1

▶1 ER   10

1. 小児救急医療の現場で遭遇するショック   10
2. トリアージの意義と実際   16
3. 敗血症性ショックの初期治療   23
4. 循環血液量減少性ショックへの輸液治療，輸液路確保   28
5. 挿管時の鎮痛，鎮静薬の選択   34
6. special populationとしての新生児の発熱   42

▶2 NICU   48

1. 未熟児の敗血症   48
2. 新生児壊死性腸炎   54

▶3 PICU   60

1. 心原性ショックの治療と管理   60
2. 体循環狭窄病変による動脈管性ショックの管理   70
3. 急性呼吸不全疾患への非侵襲性換気，高流量鼻カニューレ酸素療法の適応   76
4. 小児ARDSと人工呼吸器の管理   81

5	壊死性筋膜炎	86
6	腹膜炎，腹部コンパートメント症候群	93
7	腎代替療法	100
8	循環作動薬抵抗性ショックとコルチコステロイド	107
9	単心室のシャント術後の低酸素飽和率への対応	112
10	敗血症と輸血，栄養，高血糖	118
11	重症敗血症の管理におけるPICUでの鎮痛，鎮静薬の選択	124
12	体外式膜型人工肺（ECMO）の適応と予後	130
13	不整脈の診断と初期対応	134

4 ID 141

1	小児癌患者の化学療法中の敗血症，発熱性好中球減少症	141
2	骨髄移植後の感染症	147
3	日和見感染症	153
4	フォーカスを伴う敗血症——筋骨格系感染症	159

索引　165

執筆者一覧

佐々木潤	Nicklaus Children's Hospital Department of Cardiology Division of Cardiac Critical Care Medicine, Attending Physician
井上信明	国立国際医療研究センター 国際医療協力局
伊藤太一	University of Michigan Department of Emergency Medicine, Emergency Medicine, Fellow
岩野仁香	State University of New York at Buffalo, Oishei Children's Hospital Pediatric Emergency Medicine, Pediatric Emergency Medicine, Fellow
児島克明	University of California San Francisco Neonatal Perinatal Medicine Department of Pediatrics, Clinical Fellow
岸田みずえ	在沖米国海軍病院, フェロー
木村 大	The University of Tennessee Health Science Center Department of Pediatrics, Assistant Professor
川口 敦	University of Montreal, Postdoctoral Research Scholar/University of Ottawa, Assistant Professor
宮地麻衣	University of Florida Health Shands Children's Hospital Division of Pediatric Critical Care Medicine, Clinical Fellow
稲田 雄	大阪母子医療センター 集中治療科, 医長
稲垣健悟	University of Mississippi Medical Center Department of Pediatrics, Assistant Professor
紙谷 聡	Emory University School of Medicine Division of Pediatric Infectious Diseases, Fellow

略語一覧

ABPC	アンピシリン	CTX	セフォタキシム
CAZ	セフタジジム水和物	GM	ゲンタマイシン
CEX	セファレキシン	MEPM	メロペネム
CEZ	セファゾリン	MNZ	メトロニダゾール
CFPM	セフェピム	MPIPC	オキサシリン
CLDM	クリンダマイシン	TAZ/PIPC	タゾバクタム・ピペラシリン
CTRX	セフトリアキソン	VCM	バンコマイシン

ACS	abdominal compartment syndrome	腹部コンパートメント症候群
ACC	American College of Cardiology	米国心臓病学会
ACCM	American College of Critical Care Medicine	
AHA	American Heart Association	米国心臓協会
AKI	acute kidney injury	急性腎不全
ALT	alanine transaminase	アラニンアミノトランスフェラーゼ
ANC	absolute neutrophil count	好中球絶対数
APCHE	Acute Physiology and Chronic Health Evaluation	
ARDS	acute respiratory distress syndrome	急性呼吸窮迫症候群
AST	aspartic aminotransferase	アスパラギン酸アミノトランスフェラーゼ
ATG	antithymocyte globulin	抗胸腺細胞グロブリン
BD	base deficit	塩基欠乏
BE	base excess	塩基過剰
BP	blood pressure	血圧
BSI	bloodstream infection	血流感染症
CaO_2	arterial oxygen content	動脈血酸素含有量
CCHD	critical congenital heart disease screening	
CHDF	continuous hemodiafiltration	持続的血液濾過透析
CI	cardiac index	心係数
CK-MB	creatine kinase MB	クレアチンキナーゼMB分画蛋白量
CLABSI	central line-associated BSI	中心静脈ライン関連血流感染症
CMV	cytomegalovirus	サイトメガロウイルス
CO	cardiac output	心拍出量
CPAP	continuous positive airway pressure	持続陽圧呼吸器
CPK	creatine phosphokinase	クレアチン・ホスホキナーゼ
CPR	cardiopulmonary resuscitation	心肺蘇生

CRP	C-reactive protein	C反応性蛋白
CRRT	continuous renal replacement therapy	持続的腎代替療法
CRT	capillary refill time	毛細血管再充満時間
CTAS	Canadian Triage and Acuity Scale	
CVC	central venous catheter	中心静脈カテーテル
CVP	central venous pressure	中心静脈圧
DIC	disseminated intravascular coagulation	播種性血管内凝固症候群
DO_2	oxygen delivery	酸素運搬能力
ECMO	extracorporeal membrane oxygenation	体外式膜型人工肺
E-CPR	extracorporeal cardiopulmonary resuscitation	体外循環式心肺蘇生
EF	ejection fraction	左室駆出率
EGDT	Early Goal-Directed Therapy	
ER	emergency room	救命救急室
FATD	femoral artery thermodilution	
FFP	fresh frozen plasma	新鮮凍結血漿製剤
FiO_2	fraction of inspired oxygen	吸入酸素濃度
FISH	fluorescence *in situ* hybridization	
FN	febrile neutropenia	発熱性好中球減少症
FO (VO)	fluid (volume) overload	体液過剰
GAS	Group A *Streptococcus*	A群溶血性レンサ球菌
GAS	Group A β-hemolytic *Streptococcus*	A群β溶血性レンサ球菌
GBS	Group B *Streptococcus*	B群溶血性レンサ球菌
GCS	Glasgow Coma Scale	グラスゴー昏睡尺度
GOT	glutamic oxaloacetic transaminase	グルタミン酸オキサロ酢酸トランスアミナーゼ
GPT	glutamic pyruvic transaminase	グルタミン酸ピルビン酸トランスアミナーゼ
GVHD	graft versus host disease	移植片対宿主病
Hb	hemoglobin	ヘモグロビン
HFNC	high flow nasal cannula	高流量鼻カニューラ
HFOV	high-frequency oscillating ventilation	高頻度振動換気
Hib	Haemophilus influenza type b	ヘモフィルスインフルエンザ菌b型
HLA	human leukocyte antigen	ヒト白血球型抗原
HLHS	hypoplastic left heart syndrome	左心低形成症候群
HPF	high power field	
HR	heart rate	心拍数
HSV	herpes simplex virus	単純ヘルペスウイルス
IAA	interrupted aortic arch	大動脈弓遮断
IAH	intra-abdominal hypertension	腹腔内圧上昇
IBI	invasive bacterial infection	重症細菌感染症

IVIG	intravenous immunoglobulin	免疫グロブリン静注療法
JTAS	Japan Triage and Acuity and Scale	
LRINEC	Laboratory Risk Indication for Necrotizing Fasciitis score	
LSB	left sternal border	胸骨左縁
MAP	mean airway pressure	平均気道内圧
MOF	multiple organ failure	多臓器不全
MRSA	methicillin-resistant *Staphylococcus aureus*	メチシリン耐性黄色ブドウ球菌
MSSA	methicillin-susceptible *Staphylococcus aureus*	メチシリン感受性黄色ブドウ球菌
MV	mechanical ventilation	機械換気（呼吸）
NEC	necrotizing enterocolitis	新生児壊死性腸炎
NF	necrotizing fasciitis	壊死性筋膜炎
NICU	neonatal intensive care unit	新生児集中治療室
NIRS	near-infrared spectroscopy	近赤外分光法
NIV	non-invasive ventilation	非侵襲的換気療法
OFI	Organ Failure Index	
OI	oxygen index	
ORS	oral rehydration solution	経口補水液
OSI	oxygen saturation index	
PALS	Pediatric Advanced Life Support	
PaO$_2$	partial pressure of arterial oxygen	動脈血酸素分圧
PAT	Pediatric Assessment Triangle	
PC	pressure control	
PCR	polymerase chain reaction	ポリメラーゼ連鎖反応
PCT	procalcitonin	プロカルシトニン
PDA	patent ductus arteriosus	動脈管開存症
PEEP	positive end expiratory pressure	呼気終末陽圧
PELOD (score)	pediatric logistic organ dysfunction	小児ロジスティック臓器不全（スコア）
PF	PaO$_2$/FiO$_2$	
PG	prostaglandin	プロスタグランジン
PICC	peripherally inserted central catheter	末梢挿入中心静脈カテーテル
PICU	pediatric intensive care unit	
PID	pelvic inflammatory disease	骨盤内炎症性疾患
PIP	peak inspiratory pressure	吸気最大気道内圧
POCUS	point-of-care ultrasound	
PR	pulse rate	脈拍数
PRBC	packed red blood cell	赤血球製剤
PRISM	Pediatric Risk of Mortality	

PRISM-APS	Pediatric Risk of Mortality – Acute Physiology Score	
PRR	pattern recognition receptor	パターン認識受容体
PSVT	paroxysmal supra ventricular tachycardia	発作性上室性頻拍
PT-INR	prothrombin time-international normalized ratio	プロトロンビン時間国際標準比
PVR	pulmonary vascular resistance	肺血管抵抗
Qp	pulmonary blood flow	肺血流量
Qp/Qs	pulmonary to systemic blood flow ratio	肺体血流比
Qs	systemic blood flow	全身血流量
ROS	review of systems	
RSI	rapid sequence intubation	
SaO$_2$	oxygen saturation	血中酸素飽和度
Sat ao	oxygen saturation in aorta	大動脈血酸素飽和度
Sat mv	oxygen saturation in superior vena cava	混合静脈血酸素飽和度
Sat pa	oxygen saturation in pulmonary artery oxygen content	肺動脈血酸素飽和度
Sat pv	oxygen saturation in pulmonary venous oxygen content	肺静脈血酸素飽和度
Sat svc	oxygen saturation in superior vena cava	上大静脈血酸素飽和度
SBI	serious bacterial infection	重症細菌感染症
SF	SpO$_2$/FiO$_2$	
SIMV	synchronized intermittent mechanical ventilation	
SIRS	systemic inflammatory response syndrome	全身性炎症反応症候群
SOFA	sequential organ failure assessment	
SpO$_2$	saturation of percutaneous oxygen	吸入酸素濃度
SSCG	Surviving Sepsis Campaign Guideline	
STSS	streptococcal toxic shock syndrome	劇症型溶血性レンサ球菌（GAS）感染症
SV	stroke volume	一回拍出量
SvO$_2$	mixed venous oxygen saturation	混合静脈血酸素飽和度
SVR	systemic vascular resistance	末梢血管抵抗
SVT	supra ventricular tachycardia	上室性頻拍
TAMOF	thrombocytopenia-associated multiple organ failure	血小板減少症関連多臓器不全
TSS	toxic shock syndrome	トキシックショック症候群
V-A ECMO	veno-arterial extracorporeal membrane oxygenation	静脈脱血–動脈送血体外膜型肺
VAP	ventilator associated pneumonia	人工呼吸器関連肺炎
VOD	veno-occusive disease	肝中心静脈閉塞症
VSD	ventricular septal defect	心室中隔欠損
VZV	varicella zoster virus	水痘帯状疱疹ウイルス
修正BT	modified Blalock-Taussig	

総論

臨床医療論文ではどの分野でも，成人のガイドライン・コンセンサスが常に先行している。そこで，成人敗血症の定義，診療ガイドラインに触れながら，小児敗血症診療の最新知見について述べる。

成人敗血症の定義の変遷

1 Sepsis-1

敗血症は1992年に初めて正式に米国集中治療医学会と米国胸部疾患学会により定義された[1]。このいわゆるSepsis-1では，広く教科書に記載されているSIRSを定義し，「敗血症症候群」は以下の1～3とした。
1. **敗血症**　感染症（疑いも含めて）を伴うSIRSの状態
2. **重症敗血症**　臓器不全を伴う敗血症
3. **敗血症性ショック**　適切な輸液蘇生にもかかわらず血圧低下が続く敗血症

2 Sepsis-2

しかし，多くの研究がこの定義を引用するうちに，「敗血症症候群」の病態生理をよりよく反映した，より明確なものを求める声が高まり，2003年に米国集中治療医学会，欧州集中治療医学会，米国胸部疾患学会，米国胸部学会，外科感染症学会の5学会共同声明で，Sepsis-2[2]が発表された。このSepsis-2では，敗血症の定義を変えるには至らず，引き続き「敗血症＝感染症＋SIRS」とされ，診断の特異度を上昇させるために24項目から構成される診断項目が提案された。

3 Sepsis-3

　しかし，臓器障害の進展や生命予後との関連の低さが指摘され続けた。つまり，感度は高く，軽症は多く診断される一方，特異度は低く，生命予後が悪い重症との区別がつきにくい点は改善されなかった。そこで，2016年に米国集中治療医学会と欧州集中治療医学会により，敗血症と敗血症性ショックの新しい定義Sepsis-3が発表された[3]。Sepsis-3では，臓器障害に焦点を当て，次のように定義と診断基準が発表された。

1. **敗血症の定義**　感染に対する宿主生体反応調節不全による，生命を脅かす臓器障害
2. **敗血症性ショックの定義**　敗血症の中で，実質的に死亡率を上昇させるほど重大な循環，細胞代謝の異常を伴うもの
3. **敗血症の診断基準**　感染が疑われ，SOFAスコアが急に2点以上上昇したもの
4. **敗血症性ショックの診断基準**　適切な輸液蘇生にもかかわらず，平均動脈血圧65mmHg以上を維持するために昇圧薬が必要で，血清乳酸値が2mmol/Lを超えるもの

　ここで引用された「SOFAスコア」とは，Sequential Organ Failure Assessmentの略で，もとは1994年にSepsis-related Organ Failure Assessmentとして集中治療現場での臓器不全のスコアとして報告されたものである（**表1**）。
　しかし，このSOFAスコアは集中治療の視点で作成されたものであったため一般病棟，救急救命室での応用は難しく，集中治療以外の現場で使用でき，かつ感染症が疑われ予後不良な患者を見つけるための簡易診断基準として「quick SOFA（qSOFA）」（**表2**）[3]もSepsis-3で作成された。
　集中治療以外の場において，感染症を疑いqSOFAのいずれかを満たす患者については，臓器不全の精査，治療の開始，またはさらに段階を上げICUへの転送や監視頻度を上げることを推奨している。

表1 ▶ SOFAスコア[a]

	0	1	2	3	4
呼吸 PaO_2/FiO_2（mmHg）	≧400	<400	<300	<200 人工呼吸	<100 人工呼吸
凝固 血小板（$\times 10^3/\mu L$）	≧150	<150	<100	<50	<20
肝臓 ビリルビン値（mg/dL）	<1.2	1.2～1.9	2.0～5.9	6.0～11.9	>12.0
心血管 血圧と昇圧薬	平均動脈血圧 ≧70mmHg	平均動脈血圧 <70mmHg	ドパミン <5μg/kg/min または ドブタミン（用量 にかかわらず）[b]	ドパミン 5.1～15μg/kg/min または アドレナリン ≦0.1μg/kg/min または ノルアドレナリン ≦0.1μg/kg/min[b]	ドパミン >15μg/kg/min または アドレナリン >0.1μg/kg/min または ノルアドレナリン >0.1μg/kg/min[b]
中枢神経系 GCS[c]	15	13～14	10～12	6～9	<6
腎臓 クレアチニン（mg/dL） 尿量（mL/day）	<1.2	1.2～1.9	2.0～3.4	3.5～4.9 <500	>5.0 <200

a：Vincent JL, et al：Intensive Care Med. 1996；22（7）：707-10より改変。
b：カテコラミンの用量は少なくとも1時間μg/kg/minとして投与。
c：GCSスコアの範囲は3～15。スコアが高いほど神経学的機能も良い。

（文献3より引用）

表2 ▶ qSOFA

呼吸数22/分以上
意識の変容
収縮期血圧100mmHg以下

（文献3より作成）

小児敗血症の定義

　ここまで成人敗血症の定義の変遷をみてきたが，小児敗血症の定義はどうなっているのだろうか．現段階では，2005年の「Goldsteinの定義」[4]に基づいている．

1 Goldsteinの定義

(1) SIRS
　次の4項目のうち最低2項目を満たす．そのうち1つは体温の異常か白血球の異常でなければならない．
① 中枢体温が＞38.5℃または＜36℃
② 平均心拍数が年齢ごとの2標準偏差を超える頻拍（外部からの刺激，日常的な薬物治療，痛み刺激がない状態）または説明がつかない持続的な心拍の上昇が30分から4時間以上続く，または1歳以下の乳児で平均心拍数が年齢別の基準の10％未満の徐脈（外部からの迷走神経刺激，β遮断薬の投与，先天性心疾患），または説明がつかない持続的な心拍の低下が30分以上続く
③ 平均呼吸数が年齢ごとの2標準偏差を超える頻呼吸，あるいは人工呼吸を要する状態（神経筋疾患や全身麻酔に起因しない）
④ 年齢別基準より高値または低値である白血球数（化学療法が原因の白血球減少症は除く）または10％以上の幼若白血球

(2) 敗血症
　感染症（疑いも含めて）を伴うSIRSの状態．

(3) 重症敗血症
　敗血症に次のうちどれか1つが合併している状態：心血管系の臓器不全，急性呼吸窮迫症候群，または他の臓器の2つ以上の臓器不全．

(4) 敗血症性ショック
　敗血症に心血管系の臓器不全が合併している状態．
　Sepsis-2までの成人敗血症の定義と同様であり，次の改定ではSepsis-3と同様に，臓器障害に焦点を当てた新定義・診断基準が発表されると予想される．

　また，Goldsteinの定義[4]では，臓器不全も臓器ごとに定義されている．

(5) 心血管系の臓器不全
　1時間以内の40mL/kgの輸液にかかわらず次の病態を示すもの．
① 年齢基準値の5％値以下の低血圧または収縮期血圧が2標準偏差以下

②正常血圧を維持するために血管作動薬を要する（ドパミン＞5μg/kg/min，ドブタミン，アドレナリン，ノルアドレナリンは用量にかかわらず）

③次のうち2項目：他に説明のつかない代謝性アシドーシス（塩基欠乏5.0mEq/L以上），動脈血乳酸値の正常値の2倍以上を超える上昇，尿量0.5mL/kg/時以下の乏尿，CRTが5秒を超えて延長，中枢と末梢の温度差3℃以上

(6) 呼吸器系の臓器不全

次のうちどれか1つ。

- $PaO_2/FiO_2 < 300$（チアノーゼ性心疾患，既存の肺疾患がない状態で）
- 基準より20mmHg以上の$PaCO_2$上昇
- 酸素飽和度92％以上を維持するためにFiO_2 50％以上を必要とする
- 侵襲的または非侵襲的人工呼吸を必要とする

(7) 神経系の臓器不全

次のうちどれか1つ。

- グラスゴー昏睡尺度（GCS）11以下
- 既に異常なGCSが，さらなる3以上の急激な悪化

(8) 血液系の臓器不全

次のうちどれか1つ。

- 血小板数$80 \times 10^3/\mu L$以下または慢性血液腫瘍疾患の患者において前3日間で最大値からの血小板数の50％以上の減少
- INR値2以上

(9) 腎臓系の臓器不全

- 血清クレアチニン値の年齢別基準値上限から2倍以上の高値，またはベースライン値からの2倍以上の上昇

(10) 肝臓系の臓器不全

次のうちどれか1つ。

- 総ビリルビン値4mg/dL以上（新生児には適応外）
- ALT値の年齢別基準値上限から2倍以上の高値

2 pediatric SOFA (pSOFA) の定義

　小児敗血症の臓器障害に焦点を当てた新定義および診断基準の提唱を見越して，pediatric SOFA (pSOFA)スコアが3つ提案されている[5)〜7)]。凝固（血小板数），肝臓（ビリルビン値），中枢神経系（GCS）は成人と同じ基準で，呼吸，心血管，腎臓の3臓器については小児に特化した基準を新たに提案したものである。Kawasaki[8)]らがこの3つのpSOFAを表にまとめてわかりやすく比較している。国際会議での小児集中治療医学会からの統一されたコンセンサスが待たれる。

敗血症診療ガイドライン：SSCG

　成人敗血症の定義のコンセンサスが変遷していく一方で，SSCGと銘打った成人敗血症診療ガイドラインが2004年から4年ごとに発表されていて，最新版はSSCG2016[9]である。SSCG2012には小児に関連した推奨が項目立てされていた。ここでは，最新の小児敗血症診療ガイドラインとして，2017年に米国集中治療医学会が発表した"Clinical practice parameters for hemodynamic support of pediatric and neonatal septic shock"[10]を取り上げる。これは，2002年，2007年に発表されたガイドラインの更新およびそれに基づく研究の検証である。ぜひ一読してほしい。

1　Clinical practice parameters for hemodynamic support of pediatric and neonatal septic shock（小児・新生児敗血症性ショックガイドライン2017）

　このガイドラインの最大の特徴は，図1[10]の通り"時間制約付き，目標志向型，段階的"初期治療アルゴリズムである点である。このアルゴリズムの5つの重要な要素は，最初の1時間での，①迅速な診断，②静脈路の確保，③輸液蘇生，④抗菌薬の投与，⑤循環作動薬の開始である。そして敗血症の診断についても初期診察で得られる情報（身体所見）を特に強調し，次のように記述している。

　炎症3徴候である"発熱，頻拍，末梢血管拡張"は，小児では軽い感染症でよくみられる。しかし，敗血症性ショックは，この3徴候に加え「意識状態の変化」がみられるときに疑うべきである。小児敗血症性ショックの臨床診断は，感染が疑われ，(1)低体温や発熱があり，(2)組織灌流が十分でないときである。

　組織灌流が十分でない症状は，意識状態の低下や混濁，CRTの2秒を超える延長，弱い脈拍，まだらで冷たい四肢，突然で短いCRT，反跳末梢脈，脈圧の拡大，尿量1mL/kg/hr以下の乏尿として現れる。

　低血圧は，敗血症性ショックの臨床診断に必須ではない。しかし，低血圧があれば，敗血症性ショック確定である。

　また，このガイドラインでは，初期治療アルゴリズムを含め，バンドルと呼ばれる3〜5からなる介入事項を"束ねて"行うことで高い効果が上げられることを強調している。このバンドルは，医師だけでなく，看護師，薬剤師，各部門責任者等病院全体を巻き込んで実施しなければ効果は持続しない。

0分	・意識レベルの低下／末梢循環障害を認識 ・高流量酸素投与を開始し，PALSに基づき輸液路を確保（静脈路または骨髄路）
5分	・肝腫大，肺聴診でラ音／水泡音がなければ，等張晶質液20mL/kgを急速投与する ・1回ごとに再評価し，最大60mL/kg。末梢循環が改善するまで継続する ・肝腫大，ラ音／水泡音が出現したら輸液急速投与は停止する ・低血糖および低カルシウム血症を補正する ・抗菌薬の投与を開始する

15分　　　　　　　　　　**輸液抵抗性ショックであるか？**

- 末梢静脈路または骨髄路から循環作動薬投与開始，なるべくアドレナリン0.05～0.3μg/kg/min
- アトロピン＋ケタミン（静脈注／骨髄注／筋注），必要に応じて中心静脈路の確保や気管内挿管

- 末梢冷感ショック（cold shock）にはアドレナリン0.05～0.3μg/kg/minで用量調整（アドレナリンがなければ，中心静脈路からドパミン5～10μg/kg/minで用量調整）
- 末梢温感ショック（warm shock）には中心静脈路からノルアドレナリン0.05μg/kg/minから増量し用量調整（ノルアドレナリンがなければ，中心静脈路からドパミン10μg/kg/分以上で用量調整）

60分　　　　　　　　　　**カテコラミン不応性ショックであるか？**

- 副腎皮質機能不全の可能性があればヒドロコルチゾンを考慮
- 超音波検査，肺動脈・PiCCO/FATDカテーテルを用い，輸液，循環作動薬，昇圧薬，血管拡張薬の調整
- （中心静脈圧－平均動脈圧）正常範囲，中心静脈血酸素飽和度（ScvO₂）≧70%，心係数3.3～6.0L/分/m²を目標にする

正常血圧＋末梢冷感ショック アドレナリン投与でScvO₂ <70%かつHb>10g/dL であるか？	低血圧＋末梢冷感ショック アドレナリン投与でScvO₂ <70%かつHb>10g/dL であるか？	低血圧＋末梢温感ショック ノルアドレナリン投与で ScvO₂>70%であるか？
・ミルリノンを開始 ・心係数3.3L/min/m²以下で末梢血管抵抗係数が高い，または／かつ皮膚灌流悪化があれば亜硝酸薬を追加 ・改善なければレボシメンダンを考慮	・アドレナリンにノルアドレナリンを追加し正常拡張期血圧を保つ ・心係数3.3L/min/m²以下であれば，ドブタミン，レボシメンダン，エノキシモンまたはミルリノンを追加	・正常循環量であれば，バソプレシン，テリプレシンかアンジオテンシンを追加 ・心係数3.3L/min/m²以下であれば，ドブタミン，レボシメンダン，エノキシモンまたはミルリノンを追加

カテコラミン不応性ショックで持続？　　　　**治療抵抗性ショックであるか？**

- 心膜液貯留，気胸の精査
- 腹腔内圧を12mmHg以下に抑える

ECMO

救急救命室での最初1時間の目標：正常心拍数，CRT 2秒以下，正常血圧の回復維持
集中治療室での目標：ショックから回復しなければ，年齢別正常範囲（中心静脈圧－平均動脈圧），中心静脈血酸素飽和度≧70%（心臓内血液混合がある先天性心疾患へは適応外），心係数3.3～6.0L/min/m²の回復維持

図1 ▶ 敗血症性ショックの初期治療アルゴリズム

（文献10より引用）

なお，紙面の都合上掲載できないが，このガイドラインでは「新生児の敗血症性ショック」の初期治療アルゴリズムも別項目として詳述されているので，それにもしっかり目を通してほしい。

2 J-SSCG2016

日本版敗血症診療ガイドライン2016（J-SSCG2016）[11]には，小児項目が後半部分に記述されている。J-SSCG2016の特徴は，臨床疑問（CQ；Clinical Question）を設定して文献を収集し，システマティックレビューを行って得られた評価結果を委員会で議論して「意見」として発表している点である。個々の項目については本書では触れないが，ぜひ目を通すべき文献である。

ガイドラインを現場でどう活用するか？

本書のタイトルにもあるように，"結局どうする？"という現場に我々は日々向き合うわけで，ガイドラインをどう活用するか，注意すべき点について筆者の意見をまとめてみたい。

筆者が考えるガイドラインの一番重要なポイントは，最初の1時間で，①迅速な診断，②静脈路の確保，③輸液蘇生，④抗菌薬の投与，⑤循環作動薬の開始を"実行できる体制作り"である。これは，医師個人の努力でできるものではなく，病院，広くは地域全体が共通の目標・方針を共有して実現できるものである。

ガイドラインの項目の中には，肺動脈・PiCCO/FATDカテーテルを用いて血行動態を計測することを推奨する点や，日本では使われない薬剤が記述されていることがある。基本体系は保ちつつも，環境，状況に沿って多少改変してガイドラインを使用することも必要になってくる。

たとえば，筆者の施設では心係数の経時的な計測は難しいが，中心静脈血酸素飽和度はベッドサイドでかつ少量の血液で測定できるので，中心静脈血酸素飽和度＞70％を一番の目標として設定する，その他NIRSモニターを使用して脳酸素飽和度を経時的に計測し，中心静脈血酸素飽和度の代わりに指標にする，などである。

◆文 献

1) Bone RC, et al：Definitions for sepsis and organ failure and guidelines for the use of innovative therapies in sepsis. The ACCP/SCCM Consensus Conference Committee. American College of Chest Physicians/Society of Critical Care Medicine. Chest. 1992；101(6)：1644-55.
   初めてSIRS，敗血症を定義した歴史的なコンセンサス。一読の価値はあり。

2) Levy MM, et al：2001 SCCM/ESICM/ACCP/ATS/SIS International Sepsis Definitions Conference. Crit Care Med. 2003；31(4)：1250-6.
   上記の改訂版。しかし，最終的には下記のSepsis-3により過去の遺物に……。

3) Singer M, et al：The Third International Consensus Definitions for Sepsis and Septic Shock(Sepsis-3). JAMA. 2016；315(8)：801-10.
   必読！　成人敗血症の新定義および診断基準を発表。小児敗血症の方向性も同様になると予想される。

4) Goldstein B, et al：International pediatric sepsis consensus conference：definitions for sepsis and organ dysfunction in pediatrics. Pediatr Crit Care Med. 2005；6(1)：2-8.
   必読！　小児のSIRS，敗血症を定義した。新基準が示されるまでは，これがまだスタンダード。

5) Shime N, et al：Proposal of a new pediatric sequential organ failure assessment score for possible validation. Pediatr Crit Care Med. 2017；18(1)：98-9.
   小児SOFAスコアを提案。

6) Schlapbach LJ, et al：Prognostic accuracy of age-adapted SOFA, SIRS, PELOD-2, and qSOFA for in-hospital mortality among children with suspected infection admitted to the intensive care unit. Intensive Care Med. 44(2)：179-88.
   小児SOFAスコアを提案。

7) Matics TJ, et al：Adaptation and validation of a pediatric sequential organ failure assessment score and evaluation of the Sepsis-3 definitions in critically ill children. JAMA Pediatr. 2017；171(10)：e172352.
   小児SOFAスコアを提案。

8) Kawasaki T, et al：Paediatric sequential organ failure assessment score (pSOFA)：a plea for the world-wide collaboration for consensus. Intensive Care Med. 2018；44(6)：995-7.
   3つの小児SOFAスコアを表にまとめて比較している。

9) Rhodes A, et al：Surviving Sepsis Campaign：International Guidelines for Management of Sepsis and Septic Shock：2016. Intensive Care Med. 2017；43(3)：304-77.
   成人敗血症診療ガイドラインSSCG2016。しかし小児分野は言及されていない

10) Davis AL, et al：The American College of Critical Care Medicine Clinical Practice Parameters for Hemodynamic Support of Pediatric and Neonatal Septic Shock：Executive Summary. Pediatr Crit Care Med. 2017；18(9)：884-90.
    必読！　最新小児・新生児敗血症性ショックガイドライン。

11) 西田　修, 他：日本版敗血症診療ガイドライン2016. 日集中医誌. 2017；28：S1-232.
    必読！　199ページから小児項目が記載。

〔佐々木潤〕

1 ER

1 小児救急医療の現場で遭遇するショック

　小児医療では，通常，受診者の多くは軽症患者である．ところが自分で症状を訴えることができない小児の場合，保護者の病識が乏しければ，重症であっても夜間外来に連れてこられることがある．また救急医療の現場は，時間，人，情報といった資源が限られている．このような制約がある中で，我々は，多くの軽症患者の中から重症患者を確実に見つけ出し，救うことができる命を救う必要がある．

　本項では，小児救急医療の現場で遭遇する可能性がある小児のショック患者を想定し，初期診療のポイントを解説する．

症例1　**12歳女児　主訴：臀部膿瘍**

　1週間ほど前に臀部に膿瘍ができたため，外来で処置に通っていた．呼吸が速いことが気になったためバイタルサインを確認すると，心拍数120回/min，呼吸数24回/min，体温36.5℃であった．末梢冷感や意識障害なし．ROSに従い病歴を聴取し直したところ，多飲（6L/day）・多尿と著明な体重減少が判明．精査にて，糖尿病性ケトアシドーシスによる循環血液量減少性ショック（代償性ショック）であったことが判明した．

症例2　**9か月女児　主訴：不機嫌**

　周産期歴・成長発達歴に問題のない児が，未明から急に不機嫌に泣き出し，徐々に顔色も悪くなってきたため，早朝に救急外来を受診．受診時心拍数190回/min，呼吸数70回/minで努力呼吸を認めた．末梢の脈の触知は弱く，酸素飽和度は92％（酸素非投与下）であった．聴診で心雑音を聴取，右肋骨弓下に肝臓を3cm触知した．精査にて僧帽弁腱索断裂に伴う僧帽弁逸脱，僧帽弁逆流による心原性ショック（低血圧性ショック）であったことが判明した．

> **症例3** 日齢9の男児　主訴：哺乳力低下

　周産期歴に問題のない児が6時間ほど前からミルクを飲まなくなり，なんとなく様子がおかしいと感じた母親が救急外来に連れてきた。受診時，心拍数200回/min，呼吸数60回/min，末梢は温かく，酸素飽和度は98％（酸素非投与下）であった。臍周囲の発赤を認めた。最終的には臍炎（壊死性筋膜炎）による敗血症性ショックであったことが判明した。その後，高次医療機関で治療が継続されたが，治療の甲斐なく永眠した。

> **症例4** 5歳男児　主訴：喘鳴

　生来健康な男児。2週間前から咳嗽，呼吸苦を訴えるようになり救急外来を受診，気管支拡張薬の吸入などを受けていた。しかし症状は増悪し再受診。再受診時，心拍数156回/min，呼吸数30回/minで努力呼吸を認めた。血圧は80/65mmHg，酸素飽和度は94％（酸素非投与下）であった。胸部X線写真で心胸郭比の拡大を認めた。精査にて，リンパ管増殖症・乳糜心嚢水による心タンポナーデが認められ，心外閉塞・拘束性ショック（低血圧性ショック）であったことが判明した。

ディスカッションポイント

1　小児救急医療におけるショックの分類

　ショックとは「生体に対する侵襲あるいは侵襲に対する生体反応の結果，重要臓器の血流が維持できなくなり，細胞の代謝障害や臓器障害が起こり，生命の危機に至る急性の症候群」と定義されている[1]。4タイプに分類されるが（**表1**），進行度に応じて重要臓器への血流を維持しようとしている代償性ショック，血流が維持できなくなり血圧が低下する低血圧性ショックに分類される。

　小児救急医療の現場では，重症度を先に分類し，タイプは後で分類する。それは代償期の患者に早く気づき，適切に介入することで，確実に救命率が向上するからである[2,3]。

表1 ▶ ショックの分類，原因疾患，特徴的な病歴，徴候，身体所見

ショックの分類	原因疾患	特徴的な病歴や徴候	身体所見
循環血液量減少性ショック (hypovolemic shock)	脱水：胃腸炎，糖尿病，熱中症，熱傷等 出血：外傷，消化管出血等	嘔吐・下痢，口渇，尿量低下（増加），体重減少，腹部外傷の既往等	共通所見：頻呼吸，頻脈，意識障害，四肢冷感等 特異所見：ツルゴールの低下等
血液分布異常性ショック (distributive shock)	アナフィラキシー，脊髄損傷，敗血症等	アレルギー歴，食後（運動時）の症状出現，感染症状，頭頸部外傷等	特異所見：warm shock（温かい末梢），紅斑，粘膜腫脹等
心原性ショック (cardiogenic shock)	心筋梗塞，重症不整脈，心筋症，心筋炎等	胸部不快感・胸痛（不機嫌），起座呼吸，消化器症状等	特異所見：肝腫大，チアノーゼ，心雑音，ギャロップリズム等
心外閉塞・拘束性ショック (obstructive shock)	大動脈離断，左心低形成症候群，心タンポナーデ，緊張性気胸等	胸部への外傷，生後数週間以内の発症等	特異所見：チアノーゼ，脈圧低下，右上肢（管前）と下肢（管後）の血圧差，呼吸音の左右差，頸静脈怒張等

2 小児救急医療におけるショックの評価

　PALSをはじめとする多くの蘇生コースでは，重症患者を一定のアプローチで評価することを推奨している．第一印象（初期評価）→ 一次評価→ 二次評価の流れである（図1）．第一印象で重症患者であるかの判定，一次評価でショックの重症度の判定，二次評価でショックのタイプを判定する．重症度を評価するポイントは，見た目とバイタルサイン，また末梢循環に注目することである．

　見た目の悪さは，炎症性サイトカインが影響しているとも言われているが[4]，

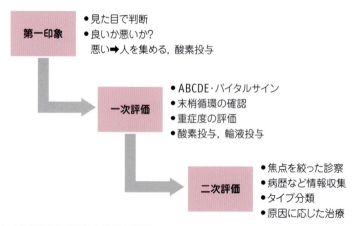

図1 ▶ 重症患者を診療する際の流れ
ABCDE：A（airway，気道），B（breathing，呼吸），C（circulation，循環），D（disability/dysfunction of CNS，意識レベル，中枢神経），E（exposure and environmental control，脱衣と体温管理）

普段子どもを見ている保護者が感じる「いつもと様子が違う」という直感や医師の持つ違和感も，重症感染症の発見に有用である[5)6)]。

代償性ショックの患者では，生体が血圧を維持しようとしている。血圧（BP）は心拍出量（CO）と末梢血管抵抗（SVR）で規定される。

心拍数は一回拍出量（SV）×心拍数（HR）であるので，

$$BP = CO \times SVR = SV \times HR \times SVR$$

となる。血圧を維持するため，生体はこれらの因子を用いて代償する。このうち小児救急医療の現場でも容易に利用できる指標は，心拍数（頻脈）と末梢血管抵抗（末梢冷感やCRT）である。また末梢循環不全による代謝性アシドーシスを代償するため，呼吸数も増える。つまり，見た目やバイタルサインに注目して患者の評価を行うことは，小児救急医療の現場でショックの患者を早期に発見するために有用である[7)8)]。

3 小児救急医療におけるショックの初期治療の基本

ショック患者への介入の基本は，酸素運搬能力（DO_2）の改善を目的とした酸素と等張晶質液（生理食塩水あるいは乳酸加リンゲル液）の投与である。酸素運搬能力は，COと動脈血酸素含有量（CaO_2）で規定される。心拍出量はSVとHR，動脈血酸素含有量はヘモグロビン濃度（Hb），血中酸素飽和度（SaO_2），動脈血酸素分圧（PaO_2）から規定される。まとめると，

$$DO_2 = CO \times CaO_2 = SV \times HR \times (1.34 \times Hb \times SaO_2 + 0.003 \times PaO_2)$$

となる。一回拍出量は前負荷（容量負荷），後負荷（圧負荷），心収縮力で規定される。これら因子がショックの初期治療の対象である。すなわち一回拍出量の改善をめざした輸液の急速投与，血中酸素飽和度の改善をめざした酸素投与である。

輸液の投与は，できるだけ早期に等張晶質液20mL/kgを10分以内に投与することから始め，心拍数，末梢循環を評価しながら，同量を計3回まで投与する。心原性ショックが疑われる場合や糖尿病性ケトアシドーシスの場合は，輸液総量を減らす，あるいは投与スピードを遅くする。

輸液投与後に循環動態が悪化したら，心原性ショックの可能性を考えた評価が必要である。酸素投与も体循環が動脈管に依存する先天性心疾患の場合は状態が悪化する可能性がある。いずれにしても介入したら，改善の有無を必ず確認することが大切である。

これは忘れるな！Take-home message

▶ 提示した症例は，すべて筆者が救急外来で経験した症例である．しかもすべての患者が，初診時は普通に保護者に連れられて救急外来を受診している．

▶ すべての患者に見た目とバイタルサインを確認し，同じようにアプローチしていたことが，見逃してはならない状態を見逃さない診療につながった．

▶ 未来ある子どもの命を確実に救命するために，まず1人の子どもを丁寧に診療することを心がけよう．

文 献

1) 日本救急医学会：医学用語解説集「ショック」．
   [http://www.jaam.jp/html/dictionary/dictionary/word/0823.htm]（2019年2月アクセス）

2) Han YY, et al：Early reversal of pediatric-neonatal septic shock by community physicians is associated with improved outcome. Pediatrics. 2003；112(4)：793-9.
   米国の小児病院に地域の病院から搬送された91人の敗血症性ショックの小児患者における，地域での病院の初期対応と予後との関係を後方視的に調べている．迎えにいった搬送チームが着く前に血圧低下・末梢循環不全に気づき，早期に積極的に介入した群では生存のオッズは9倍（9.49，95％CI 1.07～83.89）であった．その後1時間血圧低下・末梢循環不全が持続すると，死亡するオッズが2倍ずつ増加していた（2.29，95％CI 1.19～4.44）．

3) Carcillo JA, et al：Mortality and functional morbidity after use of PALS/APLS by community physicians. Pediatrics. 2009；124(2)：500-8.
   必読！ 単施設で行われた上記調査を5つの三次施設に搬送された患者を対象に前方視的に行っている．外傷・非外傷に関係なく，血圧低下・CRT延長を認めた患者の死亡率は高くなっていた（11.4％ vs 2.6％）が，PALSなどで教えられている早期の積極的介入は，死亡率の改善（5.1％ vs 16.4％）だけでなく機能的な予後の改善にも貢献していた．血圧低下やCRT延長といった末梢循環をしっかりと評価し，悪化する前の介入の重要性を説いている．

4) Dantzer R, et al：Twenty years of research on cytokine-induced sickness behavior. Brain Behav Immun. 2007；21(2)：153-60.
   IFN，IL-1などの炎症性サイトカインの全身倦怠感，食欲の低下，活動性の低下などへの関与について，20年間の研究のまとめ．最近では，脳内での炎症性サイトカインが，うつ病やアルツハイマー病とも関連することが指摘されているようである．

5) Van den Bruel A, et al：Diagnostic value of clinical features at presentation to identify serious infection in children in developed countries：a systematic review. Lancet. 2010；375(9717)：834-45.
   必読！ 一般外来の設定で重症感染症を検出する，あるいは除外するために有用な所見を評価したシステマティックレビュー．30の研究を評価した結果，チアノーゼの存在〔尤度比（likelihood ratio；LR）2.66～52.20〕，頻呼吸（LR 1.26～9.78），末梢循環低下（LR 2.39～38.80），紫斑の存在（LR 6.18～83.70）などが，重症感染症を検出する重要な因子であった．また保護者の心配（LR 14.40）や医師の直感（LR 23.50）も重要な因子となっていた．

6） Van den Bruel A, et al：Clinician's gut feeling about serious infections in children：observational study. BMJ. 2012；345：e6144.

   必読！　ベルギーのプライマリケア外来を受診した0〜16歳の患者3,369人に対し，医師（GPあるいは小児科医）の感じる"gut feeling（何かおかしい，という違和感）"が重症感染症の検出にどの程度有用かを調べた前方視的研究。違和感を持った際のLRは25.5（95％CI 7.9〜82.0）であり，子どもの反応（見た目），異常な呼吸様式などと併せ，保護者の「いつもと様子が違う」という訴えが，違和感に影響していた（オッズ比36.3，95％CI 12.3〜107）。

7） Akre M, et al：Sensitivity of the pediatric early warning score to identify patient deterioration. Pediatrics. 2010；125(4)：e763-9.

   入院患者の評価に，行動，呼吸状態，循環の異常をスコア化したPediatric Early Warning Score（PEWS）をチェックしている米国の小児病院で，急変時対応チームの要請が必要となった患者における，PEWSの変化を後ろ向きに評価した研究。実に85.5％の患者においてPEWSの悪化がみられており，変化の徴候は11時間30分（中央値）以上も前からみられていた。小児患者は急変するのではなく，変化に我々が気づいていないことを提示している。

8） Hebert A, et al：Effect of measuring vital signs on recognition and treatment of septic children. Pediatr Child Health. 2017；22(1)：13-6.

   敗血症・敗血症性ショックと診断された218人の1か月〜17歳の患者を対象に，救急外来の診療を振り返った調査。心拍数，呼吸数，血圧，酸素飽和度，体温のすべてが測定されていた場合，そうでない場合に比べ有意に早く状態の異常に気づかれ，ガイドラインで推奨されている輸液や抗菌薬が投与されていた。救命率は評価されていないが，丁寧にバイタルサインを確認する重要性が強調されている。

〔井上信明〕

1 ER

2 トリアージの意義と実際

症例 8歳男児

主訴	不機嫌，発熱
現病歴	出生直後の呼吸不全に由来する低酸素性虚血性脳症の既往があり，重度の脳性麻痺がある。受診当日の午後3時頃から，間欠的に呻き声を出し不機嫌な様子であった。昼寝から目覚めた午後4時には，39.2℃（腋窩温）の発熱を認めた。基礎にある筋緊張の亢進も増悪。その他の随伴症状なし。救急室の忙しさがピークに達していた午後7時過ぎに，両親に付き添われ救急外来を受診。
既往歴	低酸素性虚血性脳症，痙攣，胃瘻造設術，皮下埋め込み型中心静脈ポート
家族歴	特記事項なし
バイタルサイン	下記「初期治療」に記載
身体所見	下記「初期治療」に記載

初期治療

以下にJapan Triage and Acuity and Scale (JTAS) ガイドブック2017を基本として，トリアージの経過を4つのステップに分けて簡単に紹介する[1]。

1 重症感（第一印象）の評価

第1ステップである重症感（第一印象）の評価では，PAT（図1）に従い，外観／見かけ，呼吸様式，循環／皮膚色の3つの項目を瞬時に評価する。患児は自発的に開眼し周囲をうかがっている様子で，見かけは良好。呼吸努力の亢進なし。皮

膚色は正常で，末梢冷感はなし。CRTは2秒未満。第一印象に重症感はなく，この時点で「緊急度レベル3」(表1)[1]と判断し，次の評価ステップに進んだ。

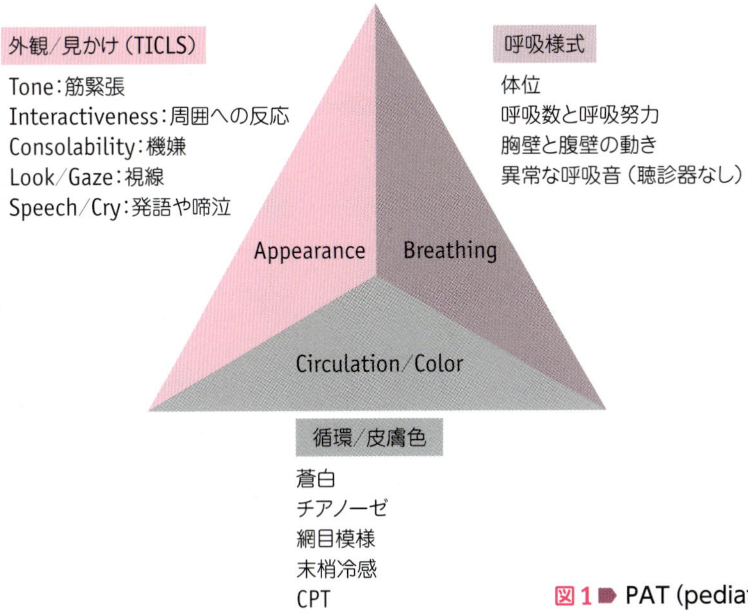

外観/見かけ(TICLS)
Tone:筋緊張
Interactiveness:周囲への反応
Consolability:機嫌
Look/Gaze:視線
Speech/Cry:発語や啼泣
呼吸様式
体位
呼吸数と呼吸努力
胸壁と腹壁の動き
異常な呼吸音(聴診器なし)
Appearance
Breathing
Circulation/Color
循環/皮膚色
蒼白
チアノーゼ
網目模様
末梢冷感
CPT

図1 PAT (pediatric assessment triangle)

表1 JTASの緊急度分類

緊急度レベル	定義	診察/再評価までの時間の目安	小児での具体例
レベル1 蘇生	生命または四肢を失う恐れ(または差し迫った悪化の危険)がある状態	ケアを継続	痙攣が持続 高度の意識障害 重症外傷 重度の呼吸障害
レベル2 緊急	潜在的に生命や四肢の機能を失う恐れがあるために，医師による迅速な治療介入が必要な状態	15分	重度の脱水 中等度の呼吸障害 酸素飽和度<92% 流涎を伴う咽頭痛 歯牙脱臼
レベル3 準緊急	重篤化し救急処置が必要になる潜在的な可能性がある状態。強い不快な症状を伴う場合があり，仕事を行う上で支障がある，または日常生活にも支障がある状態	30分	痙攣発作後で意識清明 異物誤飲 中等度の喘息 酸素飽和度92〜94%
レベル4 低緊急	患者の年齢に関連した症状，苦痛と感じる，潜在的に悪化を生じる可能性のある症状で，1〜2時間以内の治療開始や再評価が望ましい状態	60分	具合が良さそうな発熱 軽度の喘息 酸素飽和度>94% 縫合が必要な裂創
レベル5 非緊急	急性期の症状だが緊急性がないもの，および増悪の有無にかかわらず慢性期症状の一部である場合	120分	縫合が不要な裂創 包帯の交換 処方の継続希望

(文献1を元に作成)

2 症候／症状

　第2ステップでは，受診に至った症候・症状について焦点を絞り問診をする。JTASでは，多くの症候がそれだけで緊急度レベルが決められている。本症例では，患児は3歳以上で具合が悪そうな印象がないことから，「緊急度レベル4」と判断される。

3 バイタルサイン

　バイタルサインの評価には，呼吸数，心拍数，意識レベルが3つの重要なバイタルサインとして含まれる。緊急度，時間，症候に応じて体温，血圧，酸素飽和度測定を追加する。年齢別のバイタルサインと標準偏差は，バイタルサイン表を使って確認することを怠らない。患児の意識は清明，体温38.4℃，呼吸数24回/min，血圧98/40mmHg，心拍数128回/min，SaO_2 97%。頻脈から，「緊急度レベル2」と判断された。

4 補足因子の確認

　第4ステップでは，疼痛レベル，受傷機転，早産児，代謝性疾患，化学療法中などの補足因子を確認する。本児においては，長期留置型の中心静脈ポートの存在が，緊急度判定に限らず検査・治療にも影響を与える。
　以上の4つの評価ステップから，トリアージナースは本児の緊急度を「緊急度レベル2」とした。

診断・治療経過

　この頃，救急室は混雑を極めていた。トリアージ後，患児は両親の付き添いのもとで，待合室で待機してもらうこととなった。
　トリアージナースは，15分後に患児の再評価を行った。心拍数は128回/minから136回/minへとさらに増していたが，末梢冷感はなく，CRTの遅延も認めなかった。
　外観は良好で呼吸も安定していたために，引き続き「緊急度レベル2」としたが，この時点で救急医と患児の情報を直接共有した。初期トリアージから30分以上が経過し，ようやく医師による診察が始まったが，患児は既に低血圧性ショック（非代償性ショック）を呈していた。

病歴から敗血症が疑われ，2本の末梢静脈路を介して急速輸液投与が開始された。末梢静脈と中心静脈ポートから血液培養を採取した後に，抗菌薬（CTRX 100mg/kg）が投与された。また，CLABSIも考慮し，VCM 15mg/kgが追加投与されたが，初期トリアージからは既に1時間以上が経過していた。

　患児の輸液に対する反応は乏しく，敗血症に由来する血液分布異常性ショックに対し，中心静脈ポートを介してノルアドレナリンの投与が開始された。血圧の安定化が得られた時点で，小児集中治療室へ転送された。

ディスカッションポイント

1 院内救急トリアージとは？

　トリアージとは，17世紀末に，戦場で発生する多数の負傷者に対する治療の優先順位を決定することを目的に生まれた診療概念である[2]。トリアージは，フランス語の「trier」という単語に由来し，「〜を仕分ける」や「〜に優先順位をつける」という意味を持つ。その後，トリアージは，戦場に限らず多数傷病者が発生する災害現場や，多くの患者で混雑する救急の現場でも活用されるようになった。

　現在，小児救急の現場で広く受け入れられているトリアージシステムには，Emergency Severity Index，Manchester Triage System，Australasian Triage Scale，Canadian Triage and Acuity Scale（CTAS）などがある。日本では，CTASを原型としてJTASが開発され，2012年にJTASガイドブック（最新版は「緊急度判定支援システム JTAS2017ガイドブック」）が刊行された。

　これらのトリアージシステムにはそれぞれ異なった特徴があるが，院内救急トリアージの目的と役割は一貫している。院内トリアージの目的は，「緊急度」を判断することにより，個々の患者の治療の優先度と適切な診察・治療の場所を決定することである[3]。したがって，トリアージは，受診受付後に速やかに行われる。

　小児救急の特徴として，多くの軽症患者の中に重症患者が潜んでいること，患児が自らの症状を訴えることができないことによる保護者の病識不足と受診の遅れ，生理的予備能力の乏しさによる病態の急激な悪化，が挙げられる。専門的な研修を受けた医療従事者（多くの施設では看護師）による標準化されたトリアージは，生命を脅かす緊急度の高い患者の早期認識，医療資源（時間，人，診療資材，診療室）の適切な配分，混雑の緩和を可能にする[4]。

　多くの患者で常に混雑する現代の小児救急診療の現場において，トリアージは

患者安全を確保する上で必要不可欠な診療過程の1つとして確立されている。日本でも，今後さらなる普及が期待される。

2 院内救急トリアージと敗血症

　敗血症とは，感染症に対する宿主の反応が制御できないことにより，致命的な臓器不全が引き起こされる状態と定義され，迅速な評価と治療を必要とする内科的救急疾患である。敗血症患者の早期認識は，治療開始までに要する時間の短縮[5]と死亡率の低下[6]と関連することが明らかになっている。院内救急トリアージは，敗血症患者の早期認識という観点から重要な役割を担う。

　現在，北米の多くの小児救急施設では，トリアージから始まる敗血症患者のスクリーニングシステムを導入している。トリアージで得られる症候やバイタルサインなどの情報から，「敗血症の疑いあり」という診断基準を作成し，電子カルテシステムと融合する。

　トリアージをしながら得られた情報を電子カルテに入力していくと，その診断基準を満たした時点で，電子カルテの画面上に「敗血症の疑いあり」の警告サインが表示される。それを確認したトリアージナースは，救急医へその患者情報を伝達すると同時に，患者を適切な診療環境へと移動する。

　伝達を受けた救急医は，速やかに患者の評価を行い必要に応じて治療を開始する。Larsenらは，小児の救急患者を対象に，この敗血症患者のスクリーニング法と敗血症に対する初期治療プロトコールを導入することにより，来院から初期輸液と抗菌薬投与までの時間を短縮することに成功した[7]。

　一方で，トリアージで収集できる病歴，身体所見，バイタルサインは限られている。患児の不安や啼泣は，心拍数や呼吸数に大きく影響する。発熱は，救急を受診する小児患者の症候の中で最も頻度が高い症候の1つであるが，発熱もまた心拍数を増加させる。これらの患者の多くは，小児敗血症の診断基準を満たす（**表2**）[8]。

　このことからわかるように，トリアージによる敗血症患者のスクリーニングは偽陽性が多い。偽陽性症例に頻繁に遭遇する過程で，医療従事者は「敗血症疑い」の警告サインに対する緊張感を失い（alarm fatigue），敗血症症例の認識が遅れることがある。トリアージおよび敗血症スクリーニングに関わるすべての医療従事者は，敗血症の緊急度とこのピットフォールを明確に理解した上で，1人ひとりの患者を丁寧に診ることを習得してもらいたい。

表2 ▶ 小児敗血症の診断基準

敗血症の臨床分類	診断基準
敗血症	以下の①または②のいずれかを必須とし，合計2項目以上が該当し，それが感染症に由来すると疑われる場合に敗血症と診断する ① 中心体温が38.5℃を超える，または36℃未満 ② 心拍数が年齢別基準値を超える上昇（1歳未満では年齢別基準値を超える低下） ③ 呼吸数が年齢別基準値を超える，または緊急的人工呼吸器管理を要する ④ 白血球数の異常高値または低値，または未熟好中球が10%以上
重症敗血症	敗血症の中で，臓器障害を伴うものを指す。循環障害または呼吸障害の少なくとも1つ。いずれにも該当しない場合には，中枢神経障害，血液凝固障害，腎障害，肝障害のうち2つ以上の臓器障害を伴うものを指す
敗血症性ショック	重症敗血症の中で，循環障害を伴うものを指す

（文献8より引用）

これは忘れるな！ Take-home message

▶ 院内救急トリアージの目的は，「緊急度」を判断することにより，個々の患者の治療の優先度と適切な診察・治療の場所を決定することである
▶ 院内救急トリアージは，患者安全を確保するために必要不可欠な評価過程の1つである
▶ 院内救急トリアージから始まる定型的な敗血症患者のスクリーニングは，治療までに要する時間短縮と死亡率低下との関連性がある

最終経過

血液培養検査からは，VCMに感受性があるコアグラーゼ陰性ブドウ球菌が検出された。この時点で，CTRXの投与は中止され，VCMのみが継続された。その後，患児は48時間ほどの経過でショックを離脱した。埋め込み型中心静脈ポートについては，繰り返し採取された血液培養は陰性であり，温存された。

文献

1) 日本救急医学会，他，監修：緊急度判定支援システム JTAS2017ガイドブック．へるす出版，2017，p.37.
   JTAS2017のプロバイダーマニュアル。
2) Robertson-Steel I：Evolution of triage systems. Emerg Med J. 2006；23(2)：154-5.
   トリアージの歴史と現状をふまえ今後の課題を模索するレビュー。
3) Fleisher G, et al：Textbook of pediatric emergency medicine. 5th ed. Lippincott Williams & Wilkins, 2006.
   米国の小児救急医の世界ではバイブルとされる教科書。

4) Schneeweiss S, et al：Hospital For Sick Children handbook of pediatric emergency medicine. Jones and Barlett Learning, 2008.

研修医必読！ トロント小児病院の医師を中心に作成された小児救急診療のマニュアル本。必須項目が網羅されており，各テーマがコンパクトにまとめてある。小児ERの入門本。日本語訳版あり。

5) Gatewood MO, et al：A quality improvement project to improve early sepsis care in the emergency department. BMJ Qual Saf. 2015；24(12)：787-95.

北米の高次医療機関ERにて行われた敗血症診療の質改善研究。トリアージから始まる敗血症患者のスクリーニングと敗血症治療セット（初期輸液と抗菌薬など）からなるプロトコールを導入。プロトコール導入の前後で，トリアージから治療開始までの時間を有意に短縮した。敗血症による死亡率も13.3％から11.1％に減少したが，統計学的な有意差は認められなかった。

6) Levy MM, et al：The surviving sepsis campaign：results of an international guideline-based performance improvement program targeting severe sepsis. Crit Care Med. 2010；38(2)：367-74.

SSCGから診療マニュアルを作成し，世界165の施設でそれを導入。2年間にわたり，診療マニュアルへのコンプライアンスと敗血症患者の死亡率との関連性を評価した。2年の経過で，診療マニュアルへのコンプライアンスの向上に伴い，敗血症患者の死亡率の有意な低下を認めた。

7) Larsen GY, et al：An emergency department septic shock protocol and care guideline for children initiated at triage. Pediatrics. 2011；127(6)：e1585-9.

本文の解説を参照。

8) Dellinger RP, et al：Surviving sepsis campaign：International guideline for management of severe sepsis and septic shock：2012. Crit Care Med. 2013；41(2)：580-637.

必読！ 2012年のSSCGであり小児の項目が設けられている。2016年のSSCGでは小児の項目はなくなってしまった。

――伊藤太一

1 ER

3 敗血症性ショックの初期治療

症例 12か月女児

主訴	嘔吐と発熱，ぐったりしている
現病歴	生来健康な生後12か月の女児。来院3日前から嘔吐と発熱を認めた。同日に近医を受診し急性胃腸炎と診断され，解熱薬と整腸薬の処方を受け自宅加療を続けたが，症状の改善はなかった。徐々に経口摂取量が低下し，受診当日の正午からは著しい活気低下を認め救急を受診。明らかな咳嗽や鼻汁なし。下痢なし。皮疹なし。
家族歴	特記すべき家族歴なし
バイタルサイン	体温38.5℃，血圧80/50mmHg，心拍数180回/min，呼吸数42回/min
身体所見	（PATによる評価。①ER-❷17頁，図1参照） 外観：声かけに対して一時的に開眼し目線が合うが，ぐずることなく，すぐに閉眼。ぐったりしている。呼吸：多呼吸あり。呼吸努力の著しい亢進なし。循環：顔面は蒼白。四肢冷感なし。CRT 4秒。

初期治療

　簡単な現病歴とPATの所見から，代償性ショックの可能性ありと判断し，患児は蘇生室へと移された。一次評価を行うと同時に，血圧，心電図，酸素飽和度モニターを装着した。

　代償性ショックを疑い，酸素投与を開始し，末梢静脈路を確保した。続いて2次評価（焦点を絞った身体診察と病歴聴取）を行った。熱源の同定には至らなかったが，敗血症性ショックが疑われた。

　末梢静脈路を確保した際に採取した静脈血検体で血液培養を提出し，簡易血糖測定と迅速血液ガス分析（乳酸値とイオン化カルシウム値を含む）を行った。余った検体を血算と一般血清生化学検査に提出した。さらに，鑑別として尿路感染症を念頭に，尿道カテーテルで検体を採取し，尿検査・培養を提出した。

循環動態の変化に注意しながら，生理食塩液20mL/kgの急速輸液を開始。POCUSでは左心室に良好な収縮能を認め，下大静脈径と大動脈径の比から[1]，脱水による循環血漿量減少性ショックと，敗血症による分布異常性ショックによる代償性ショックが疑われた。

2本目の末梢静脈路を確保すると同時に，2つ目の血液培養検体を採取した。そして，トリアージから約30分が経過した時点で抗菌薬（CTRX 100mg/kgとVCM 15mg/kg）が投与された。

生理食塩液の急速輸液が40mL/kgに達した時点で，心拍数は160回/minに低下し，CRTは3秒へと短縮した。一時は循環動態の改善を認めたが，その後は徐々に血圧が低下。急速輸液を継続しながら，末梢静脈路を介してノルアドレナリンが開始された。この時点で患児は集中治療室へと移動した。

診断・治療経過

簡易血糖測定器での血糖値は，75mg/dLであった。血液ガス分析では，アニオンギャップ開大性代謝性アシドーシスを認め，乳酸値は5.0mmol/Lと高値であった。血算では好中球優位の白血球増多を認め，尿検査では100/μL以上の白血球を認め，尿路感染症を一次感染巣とした敗血症性ショックと診断された。

ディスカッションポイント

1 小児救急における患者の初期評価

小児救急における患者の初期評価で最も重要なことは，「緊急度と病態を正確に把握すること」である。特に緊急度が高いと判断される症例では，確定診断をつけることよりも，その病態に応じた適切な介入が優先される。

忙しい小児救急の現場で，個々の患者の緊急性と病態を迅速かつ正確に判断するためには，3つの評価段階（第一印象→1次評価→2次評価）に分けた体系的なアプローチを習得する必要がある。詳細は，①**ER-❶**の項を参照されたい。

この体系的なアプローチにおける診療の時間の流れを，「診断の時間軸」と「治療の時間軸」に分けて考えてみたい[2]。

救急以外の診療現場では，診断を確定した後に治療が開始されるのが一般的である。この場合，診断と治療の時間軸は前後に位置し1本の時間軸となる。しかし，本症例では患児を評価しながら，必要な処置介入を施し，敗血症という疑い診断に対し治療を開始している。つまり，これら2つの時間軸は並行している。

これは，特に緊急度が高い病態に対する救急診療の特徴の1つである。非救急医は，診断が確定せず限られた情報の中で処置や治療を開始することに，不安を抱き躊躇するであろうが，この遅れが患者の予後に影響を与える。しかし，敗血症におけるこの救急診療スタイルは，上述の各評価段階の目的と後述する敗血症性ショックの初期診療を理解することにより必ず実践することができる。

2 敗血症性ショックの初期治療

　敗血症とは，感染症に対する宿主の反応が制御できないことにより致命的な臓器不全が引き起こされる状態であり，迅速な評価と治療を必要とする内科的救急疾患である。敗血症に対する初期治療の指針の1つとして，Surviving Sepsis Campaign Guideline (SSCG) 2012[3] を基礎としたアルゴリズム（**総論7頁，図1参照**）がある。これはRiversらが報告したEarly Goal-Directed Therapy (EGDT) プロトコール[4] を基本としたアルゴリズムであり，小児では初期治療／蘇生の目標を「2秒以内のCRT」，「正常心拍数」，「中枢と末梢の脈の触れに差がないこと」，「温かい四肢末梢」，「1mL/kg/hr以上の尿量」，「正常な意識レベル」としている。

　EGDTプロトコールについては，その後いくつかの成人を対象とした多施設研究[5)6)] で死亡率の低下が示されなかったことから異議が唱えられている。しかし，Surviving Sepsis Campaign Guideline 2016では，この介入方法による有害事象は報告されていないことから，以前の目標値を用いることはいまだ安全であるとしている[7]。さらに，Riversらの報告は，敗血症診療において「早期認識と治療介入の重要性」および「初期治療のプロトコール化の有効性」を示唆した重要な研究と言える。

　297人の小児敗血症性ショック患者を対象とした単施設の臨床研究で，Larsenらは敗血症診療のプロトコールを導入することにより，輸液と抗菌薬の投与開始までの時間を短縮することに成功した[8]。

　また，Balamuthらは，189人の小児重症敗血症患者を対象に，プロトコール化された初期治療を受けた群が，プロトコール化されていない初期治療を受けた群に比較し，入院2日目の時点で臓器障害の有意な改善を認めたことを報告している[9]。

　プロトコールを利用することは，特に小児敗血症診療における経験が乏しい施設において，医療チームに診療指針を与えるという意味で，大いにその意義を発揮すると考えられる。また，プロトコールとは最新のエビデンスをふまえるだけでは不十分であり，起炎菌分布，バイオグラム，小児集中治療科へのアクセス，搬

送手段など，それぞれの地域/施設の特色を加味した上で作成されるべきである。

したがって，小児救急の現場で敗血症を患う子どもたちを確実に救うためには，トリアージから始まる定型化されたスクリーニングによる敗血症の早期認識，プロトコールに基づいた迅速な初期治療，そして集中治療へのスムーズな移行が不可欠と考えられる。

これは忘れるな！ Take-home message

- ▶ PATで緊急度を把握する
- ▶ 救急診療における2つの並行する時間軸を念頭に初期評価を行う
- ▶ 地域/施設の特色に合わせたプロトコールに従い，迅速に初期治療を遂行する

最終経過

尿および血液の培養検査からは抗菌薬の感受性が良好な大腸菌が検出され，抗菌薬は開始から48時間後にCEZへとde-escalateされた。この頃には，患児の循環動態は大きく改善し，ノルアドレナリンから離脱。一般病棟へと転送された。

文献

1) Marin J, et al：Pediatric Emergency Medicine Point-of-Care Ultrasound：Summary of the Evidence. Crit Ultrasound J. 2016；8(1)：16.
   小児救急領域のPOCUSに関するエビデンスのまとめ。各適応における評価項目がきめ細かくまとめられている。超音波診療の標準化において，ランドマークとなるレビュー。

2) 野口善令, 他：誰も教えてくれなかった診断学. 医学書院, 2008.
   研修医必読！ 日本の医学教育に不足する診断学の本。初期研修医中に一度は読むべき本。

3) Dellinger RP, et al：Surviving sepsis campaign：International guideline for management of severe sepsis and septic shock：2012. Crit Care Med. 2013：41(2)：580-637.
   必読！ 2012年のSSCGであり小児の項目が設けられている。

4) Rivers E, et al：Early goal-directed therapy collaborative group：Early goal-directed therapy in the treatment of severe sepsis and septic shock. N Engl J Med. 2001；345(19)：1368-77.
   北米の単一施設のERで，263人の重症敗血症/敗血症性ショックの患者を対象に行われた無作為比較研究。患者は，EGDTを受ける群とそうでない群に分けられ，院内死亡率と72時間後のAcute Physiology and Chronic Health Evaluation（APCHE Ⅱ）scoreを比較。EGDT群では，院内死亡率とAPACHE Ⅱ scoreともに低く，統計学的な有意差を認めた。

5) Peake SL, et al：Goal-directed resuscitation for patients with early septic shock. N Engl J Med. 2014；371(16)：1496-506.
   51の施設にて，1,600人の敗血症性ショックの患者を対象に行われた無作為比較試験。患者は，early goal-directed therapy（EGDT）を受ける群とそうでない群に分けられ，90日以内の死亡率（all-cause mortality）を比較。2群間で有意差は認められなかった。

6) Yearly DM, et al : A randomized trial of protocol-based care for early septic shock. N Engl J Med. 2014 ; 370(18) : 1683-93.

31の施設にて，1,341人の敗血症性ショックの患者を対象に行われた無作為比較試験。患者は，early goal-directed therapy群（EGDT群），EGDTでないプロトコール治療群，プロトコールされていない治療群の3群に分けられ，30日以内の院内死亡率を比較。有意差は認められなかった。

7) Rhodes A, et al : Surviving sepsis campaign : International guideline for management of sepsis and septic shock : 2016. Intensive Care Med. 2017 ; 43(3) : 304-77.

2017年のSSCG。小児の項目はなく，成人を対象としたガイドラインとなっている。

8) Larsen GY, et al : An emergency department septic shock protocol and care guideline for children initiated at triage. Pediatrics. 2011 ; 127(6) : e1585-9.

本文の解説を参照。

9) Balamuth F, et al : Protocolized treatment is associated with decreased organ dysfunction in pediatric severe sepsis. Pediatr Crit Care Med. 2016 ; 17(9) : 817-22.

本文の解説を参照。

――――――――――――――――――――――― 伊藤太一

1 ER

4 循環血液量減少性ショックへの輸液治療，輸液路確保

症例　9か月女児

主訴	嘔吐，下痢，活気不良でぐったりしている
現病歴	4日前から非血性非胆汁性嘔吐が始まり，母乳を与えてもすぐに嘔吐していた。3日前から非血性の水様便が始まった。しだいに大量の下痢が1日10回以上みられるようになった。前日から嘔吐しなくなったが，経口摂取はできず徐々に元気がなくなってきた。 本日，朝からぐったりとしており，反応も鈍いため救急外来を受診した。なお本児が通う保育園では，胃腸炎が流行っている。経過中，かかりつけ医を受診し，処方された制吐薬と整腸薬を使用しているが，その他の薬剤の使用歴はない。
既往歴・発達歴	特記事項なし
家族歴	特記事項なし
バイタルサイン	体温37.6℃，呼吸数70回/min，心拍数180回/min，血圧76/50mmHg
身体所見	ぐったりしている。呼びかけると反応するが，視線は合わない。呼吸は速いが，努力呼吸はみられない。四肢末梢は冷たく，CRTは5秒。大泉門は陥凹し，ツルゴールの低下も認めた。

初期治療

　循環血液量減少による低血圧性ショックであり，状態は悪く早期介入が必要と判断された。末梢静脈路が確保され，8kgの体重に対し生理食塩液160mLが急速投与された。生理食塩液の初回投与後，心拍数は160回/minまで改善，同量の生理食塩液を再投与した。静脈路確保時に採取された血液検体で，低血糖（血糖45mg/dL）と代謝性アシドーシスを認め，血糖の補正も行われた。ブドウ糖液投与後，自発的に開眼し視線も合うようになってきた。

診断・治療経過

ウイルス感染症による急性胃腸炎が原因となり，循環血液量減少性ショックや低血糖を引き起こしたと考えられた．維持輸液に変更した後，継続治療のため一般病棟に入院とした．

ディスカッションポイント

1 子どもの脱水の評価

1) 病歴や身体所見による脱水の評価

病直前の体重がわかっていて，受診時の体重が計測できれば脱水の程度を評価できるが，実際の救急の現場では，保護者や診察者の主観と直ちに入手できる客観的指標を合わせて脱水の程度を評価することになる（**表1**）[1]。

表1 ▶ 脱水を評価する際に使用する指標

症状	軽度脱水まで（3%未満の体重減少）	軽度～中等度脱水（3～9%の体重減少）	重度の脱水（9%を超える体重減少）
意識レベル	覚醒	正常，ぐったりあるいは落ち着かない，不機嫌	反応が鈍い，嗜眠，意識障害
口渇	いつも通り飲水 飲水を拒否するかもしれない	あり，非常に飲みたがる	経口摂取不良，水分摂取できない
心拍数	正常	正常～上昇	頻脈，重症では徐脈
血圧	正常	正常	正常～低下
脈の緊張度	正常	正常～減弱	弱い，触知不能
呼吸	正常	正常～速い呼吸	深い
眼球	正常	軽度陥凹	深く陥凹
涙	あり	減少	出ない
口腔内粘膜	湿潤	乾燥	乾燥しきっている
皮膚のツルゴール	すぐに元に戻る	2秒未満で戻る	2秒を超える
CRT	2秒未満	延長	延長
四肢	温かい	やや冷たい	冷たい，網状チアノーゼ
尿量	正常から減少傾向	減少	わずか

（文献1より引用）

中でもCRTの延長，皮膚ツルゴールの低下（臍部横の皮膚をつまんで確認），中等度以上の呼吸の異常が脱水の検出に有効な指標と言われているが，それぞれ単独で評価するのではなく，流涙の消失，口腔内粘膜の乾燥，ぐったりした外観など，複数の指標を組み合わせて評価することが効果的である[2]。これは開発途上国のように資源が限られた環境でも再現性があることが実証されている[3]。

2）検査による脱水の評価

血液検査は，血糖値や電解質の評価，また鑑別診断を検討するためには重要であるが，脱水の重症度評価には，必ずしも有用ではない[2]。

超音波検査は，下大静脈と大動脈の比を確認することが，小児の循環血液量の評価に比較的有用であると報告されている[4]が，他の所見と併せて判断すべきであろう。

2 循環血液量減少性ショックへの初期治療：輸液治療

1）投与経路

循環血液量減少性ショックの輸液療法は，通常末梢静脈路を確保する。静脈路の確保を数回試みてもうまくできない場合は，骨髄路を使用する（図1）。なお，脱水の重症度が中等度以下である場合，ORSを用いた経口補水療法[1]，経鼻胃管からの経口補水液投与（20mL/kg/hrで1〜4時間かけて投与）[5]も考慮する。

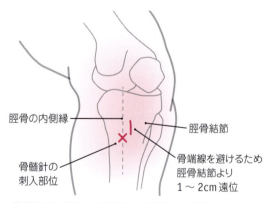
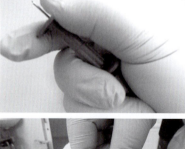
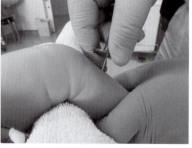

① 刺入部を消毒。余裕があれば骨膜まで浸潤麻酔。
② 骨髄針は利き手で持つ。
③ 針先を関節から遠ざかる方向に回旋させながら徐々に圧をかける。抵抗がなくなった後，数mm針を進めると確実に針先が骨髄内に挿入される。
④ シリンジで骨髄液を吸引，あるいは生理食塩液を注入し周囲に漏れがないことを確認する。

図1 ▶ 骨髄路確保

2) 投与すべき輸液

　生理食塩液（Na：154mEq/L，浸透圧：308mOsm/L），乳酸加リンゲル液（Na：130mEq/L，浸透圧：272mOsm/L）は，水分が細胞外（血管内と間質）にとどまるため，血管内容量の増加に貢献する。

　5％アルブミン液は血漿浸透圧に等しく，投与量の約7割が血管内にとどまるとされているが，外傷や熱傷による循環血液量減少の場合，効果は実証されておらず，かつ価格や安全性などを考慮すると，利用は推奨されない[6]。

　なお，ORSは，Naとブドウ糖のモル比が等しいため，共輸送系を介して小腸からも水分が吸収され，また浸透圧が血清より低いため，腸管から効率よく吸収される。

3) 投与すべき量と速度

　循環血液量減少性ショックでは，等張晶質液20mL/kgを10分以内で投与することが推奨されている（ただし心疾患や腎疾患など病態によっては，輸液量を少なくする必要がある）[7]。心拍数や末梢循環の変化を見ながら，同様の対応を総量が60mL/kgになるまで繰り返す。これ以上の輸液が必要になるようであれば，集中治療医など上級医にコンサルトすべきである。なお，生理食塩液は血漿よりCl濃度が高くpHが低いため，大量輸液で高Cl性アシドーシスになる。

3 循環血液量減少性ショックの初期治療：その他

1) 血糖補正

　低血糖は0.5〜1.0g/kgのブドウ糖（10％ブドウ糖液5〜10mL/kg）で補正する。糖尿病性ケトアシドーシスでは，慎重な水分管理に併せインスリンの持続投与が必要である。

2) 電解質補正

　Naが120mEq/L以下で意識障害や痙攣などの症状を認める場合は，Naの急速補正が必要である。まず3％食塩液（10％食塩液と5％ブドウ糖液を1：2で混合して作成）1〜2mL/kgを10分かけて投与する。3％食塩液1mL/kgで血清Na濃度は約0.8mEq/L上昇することが知られているが，症状の変化を確認しながら，まずは120mEq/Lをめざし3％食塩液を追加投与する。

これは忘れるな！ Take-home message

▶ 重要なことは至急介入が必要な患児を早期に同定し，治療を開始することである．その後，落ちついて介入が必要な患児と安全に帰宅させることができる患児を区別する．

▶ 治療を行ってもぐったりしている場合は，脱水以外の原因も考え，必ず血糖値と血液ガスを測定する．

文献

1) King CK, et al：Managing acute gastroenteritis among children. MMWR Recomm Rep. 2003；52(RR-16)：1-16.

   必読！ 急性胃腸炎の子どもの評価方法，経口補水療法や食事内容などについて，基礎医学的内容から含め詳細に記載されている．多くの小児の急性胃腸炎に関する論文にも引用されているが，よくまとまっているので一度読んでみることをお勧めする．

2) Steiner MJ, et al：Is This Child Dehydrated? JAMA. 2004；291(22)：2746-54.

   必読！ JAMAの科学的根拠に基づく診断シリーズの1つ．厳格な基準により13の論文を抽出し，1か月～5歳における小児患者の5％以上の脱水を検出するために有用な所見を検討している．CRTの異常［尤度比（likelihood ratio；LR）4.1，95％CI：1.7～9.8］，皮膚のツルゴールの低下（LR 2.5，95％CI：1.5～4.2），異常な呼吸パターン（LR 2.0，95％CI：1.5～2.7）が，それぞれ単独で有用な所見であったが，脱水でみられるその他の所見も合わせて評価することでより正確に判断できるとしている．

3) Levine AC, et al：External validation of the DHAKA score and comparison with the current IMCI algorithm for the assessment of dehydration in children with diarrhea：a prospective cohort study. Lancet Glob Health. 2016；4(10)：e744-51.

   バングラデシュのダッカにて，496人の5歳未満における急性下痢症の患児に対してDehydration：Assess Kids Accurately（DHAKA）score（見た目，呼吸パターン，皮膚のツルゴール，流涙，といった資源が限られた場でも利用できる指標）を用い，前方視的にその評価法の妥当性を証明した研究．

4) Chen L, et al：Use of bedside ultrasound to assess degree of dehydration in children with gastroenteritis. Acad Emerg Med. 2010；17(10)：1042-7.

   急性胃腸炎のために受診した子どもに約1週間後に再診してもらい，体重差が5％以上あった場合を有意な脱水としている．その子どもの下大動脈と大動脈径の比を調べたところ，0.8をカットオフにすると感度86％，特異度56％で脱水が診断できた．

5) Nager AL, et al：Comparison of nasogastric and intravenous methods of rehydration in pediatric patients with acute dehydration. Pediatrics. 2002；109(4)：566-72.

   3～36か月の合併症のない中等度脱水の子ども90人に対し，経静脈的（44人）あるいは経鼻的（46人）に補液を行ったところ，効果の面で大きな違いはなかったが，合併症は経鼻のほうが少なくなっていた．

6) World Health Organization：Are colloid solutions essential for the treatment of pediatric trauma or burn patients？ 2012.
〔http://www.who.int/selection_medicines/committees/expert/19/applications/Colloidstrauma_11_1_C_R.pdf〕（2018年7月にアクセス）

小児の外傷や熱傷患者における膠質液の効果や安全性を評価した14の研究をもとに作成された総説（WHOの必須薬品選考委員会の準備資料の位置づけ）。残念ながら疑問に答える良質な研究はなく，現状では等張晶質液にまさるものではないとの結論になっている。

7) National Institute for Health and Care Excellence（NICE）：Guideline 29：Intravenous fluid therapy in children and young people in hospital. 2015.
〔https://www.nice.org.uk/guidance/ng29〕（2018年7月にアクセス）

輸液による治療を必要とする小児入院患者の評価，初期および維持輸液，輸液による電解質異常への対応などを含む，NICEガイドライン。

―――― 井上信明

1 ER

5 挿管時の鎮痛，鎮静薬の選択

症例 2歳女児

主訴	顔面の皮下出血，ぐったりしている
現病歴	近隣の保育園から，「2歳女児が朝から元気がなかったが，昼寝から起きたとき，顔中にあざがあり，ぐったりして呼びかけに反応しない」として救急要請。外傷の報告はない。救急隊が接触時，意識混濁。血圧160/90mmHg，心拍数70回/min，呼吸数40回/min。両親は連絡を受け，病院に向かっている。救急車の病院到着までは3分。瞳孔所見とGCSを聞く前に電話が切れてしまった。搬入口で評価し，蘇生室か通常の診察室で診療を行うかを決めることとした。
既往歴	特記なし，常用薬なし
家族歴	特記なし
バイタルサイン	体温37.0℃，呼吸数26回/min，血圧95/45mmHg，心拍数130回/min
身体所見（第一印象）	呼吸は速いが努力様ではない。末梢循環は良好だが，呼びかけにはまったく反応せず，見た目は非常に悪い。蘇生室へ。ER中の人手を集めた。

初期治療

　患児に血圧，心電図，酸素飽和度モニターを装着。同時に一次評価を行う。気道は開通しており，自発呼吸あり。脈は容易に触知可能。痛み刺激を加えても開眼せず，右手背に静脈路を確保しようとすると，払いのけようとした。発語はなし。瞳孔不同あり（右瞳孔は散大，左瞳孔は3mm）。どちらも瞳孔反射は遅延。GCSは6（E1V1M4）。頭頂部の腫脹を認め，右側頭部から下顎にかけ，皮下出血を認める。頭部外傷による意識障害を疑い，気管挿管による気道確保を行うことを決定した。

静脈路から生理食塩液の輸液投与を開始。RSIにはミダゾラム，フェンタニル，ロクロニウムを使用することにした。リドカインも念のために準備。内径4mmのカフ付き気管チューブ，Miller 2の喉頭鏡で容易に気管挿管が行えた。ポータブル胸部X線写真を含めた方法で気管チューブの位置を確認した。CT出棟前にレベチラセタムの静注を開始。

診断・治療経過

頭部CTでは右側の硬膜下血腫，左への正中線偏位，大脳鎌下ヘルニアを認めた。胸部，腹部骨盤のCTでは明らかな病変は認められなかった。脳神経外科が到着し，減圧開頭術，血腫除去，脳室ドレーン留置のために，CT室から手術室へ出棟した。

術後，小児集中治療室に入室。眼科による眼底検査にて眼底出血を認め，非偶発的外傷と診断された。鎮静下の脳波検査では，痙攣所見は認めないものの，広汎性の徐波を認めた。

ディスカッションポイント

1 ERでの気道管理のゴール

気管挿管は重症患児管理における基本手技である。気道管理のゴールは安全かつ状況に最も適した方法で人工気道を留置し，同時に低酸素血症，高二酸化炭素血症，徐脈，血圧低下を防ぐことである。

気管挿管の適応としては，酸化障害，換気障害，神経筋疾患，咽頭反射の障害がある[1]。小児人口においては一次性呼吸不全よりも，頭部外傷，心肺停止，痙攣重積が適応で気管挿管が行われることが多い。

ERでの気道確保は，手術室における全身麻酔のための気道確保とは異なる。full stomachを想定しなければならない。

外傷症例では頸椎保護を継続する必要があり，その準備を秒から分単位で行う。適応次第では気道確保を大幅に延期できないこともあり，考えられる状況をあらかじめ想定し行動することが求められる。

また，近年気管挿管に関わるデバイスの開発が進んだことにより，気管挿管の手段は多様化してきている。それぞれのデバイスの利点と欠点を十分に理解した上で，小児患者特性に合わせた方法を選択することができれば，より安全で確実な気道確保が可能になる。

2 RSIの原則

①高濃度酸素投与下に，自発呼吸にて酸素化が保たれていればバッグ換気は行わない
②挿管困難予測例以外は筋弛緩を行う

3 RSIの実際

　RSIは前酸素投与（preoxygenation）に続き，静脈麻酔薬と筋弛緩薬をほぼ同時に連続して投与（rapid sequence）し，換気を行わずに気管挿管を施行する方法である．RSIの適応は胃内容物が存在し，麻酔導入に伴い誤嚥の可能性がある症例である[2]．

　診断が確定しないことが多く，感情が高ぶるERでの診療であるが，気管挿管による気道確保が必要な場合は蘇生室の緊張度は非常に高い．チームワークを高めるためにも，蘇生室にいるスタッフに，気管挿管が必要なことを宣言し，協力を要請する．道具や薬剤を用意してくれるスタッフと正確にコミュニケーションがとれるように，会話や発言を必要最低限に抑えることも重要である．

　また，気管挿管が成功した際にストレスレベルが急激に低下し，安心してしまうことにより，挿管後の鎮静の必要性にすぐに気づけなかったり，雑談を始めてしまったりすることがあるので，十分に留意しなければならない．

1）準 備

　記憶法"SOAP-ME"（表1）によって不足のないよう入念な準備を行う．ベッドのハンドルを収納し，患者の頭部周囲にある点滴棒などを移動することによりスペースをつくる．

　2歳児までの場合は肩枕を入れて，自然に頸部が伸展されるようにし，患者の頭の位置，台の高さを手技者にとって最も行いやすい位置に調節する[3]．

　挿管後に使用するために経鼻胃チューブ，または経口胃チューブも用意する．頭蓋底骨折が疑われる場合は経口胃チューブを選択する．

2）チューブの種類とサイズの決定方法，挿入の深さ

　小児患者用の気管チューブには，カフなし，カフ付き，またマイクロカフ付きの気管チューブがある．

　元来はカフなしの気管チューブが一般的に使われていたが，現在はカフの位置

表1 ▶ RSI実施の準備：SOAP-ME

S (Suction)	吸引	・コネクションチューブを用いて，ヤンカーを吸引装置に接続する ・吸引が効くか確認する
O (Oxygen)	酸素	・体の大きさに合ったバッグバルブマスクに酸素チューブを接続する
A (Airway Equipment)	気道管理の物品 ・気管チューブ ・喉頭鏡 ・カフ用シリンジ ・呼気終末炭酸ガス検知器 ・チューブ固定用のテープ ・バッグバルブマスク	・年齢から推定した大きさのチューブにスタイレットを挿入し，カフ漏れがないかを確認する ・体の大きさに合った喉頭鏡を選択し，ライトが点くか確認する
P (Pharmacology)	薬剤	・RSIに用いる薬剤
ME (Monitoring Equipment)	モニター管理	・静脈ライン ・心電図モニター ・SpO_2モニター ・血圧カフ

がより遠位で，カフ圧が上がりすぎないシリコンを用いたものも開発されており，PALSや麻酔科の文献では，新生児以降のカフ付きチューブ使用の安全性は確立されてきている[4]。

血管浮腫や吸入損傷などの気道浮腫が予想される症例では，カフ付きを用いて，浮腫の軽快に合わせてカフ圧を調節する。

気管チューブのサイズは内径をミリメートルで表す。2.5mmから7.0mmが製造されている。サイズの決定方法は主に3種類あるが，よく用いられるのは年齢からの計算式による暗算である。そのほかには，PALSで用いられる蘇生術用テープ（Broselow™ Pediatric Emergency Tape）を参照したり，携帯電話などのアプリ（Pedi STAT）も普及したりしている。

計算式　年齢/4＋4（カフなし）　年齢/4＋3.5（カフ付き）

どのような方法でチューブサイズを決定しても，1サイズ下と1サイズ上を用意する。声門を通過させるのが困難な場合と，エアリークが大きい場合に備えてである。気管チューブ挿管の深さの目安はサイズ（cm）×3である。

3) 喉頭鏡

(1) 直視下喉頭鏡

直視下喉頭鏡は持ち手とブレードから成っており，小さいブレードには細い持

表2 ▶ 小児に用いられる直視下喉頭鏡

	Miller型ブレード		Macintosh型ブレード
〜生後10日	Miller 0		
〜2歳未満	Miller 1		
2歳〜	Miller 2	2〜8歳	Macintosh 2
10〜12歳	Miller 3	学童〜	Macintosh 3

ち手を装着するほうが力が伝わりやすく，好まれる．カーブのついているMacintosh型か直線のMiller型のどちらを用いるかは，術者の経験や慣れによる．

乳幼児の症例では，直接喉頭蓋を持ち上げることのできるMiller型を用いることが多い．1つの目安として，2歳までにはサイズ1を，2歳以上にはサイズ2を，10歳から12歳になるとサイズ3を用いる（表2）．

(2) ビデオ喉頭鏡

ビデオ喉頭鏡を用いる場合には，患者の口，咽頭部，気管の軸がずれていたり，舌や軟部組織を完全に避けることができなかったりしても喉頭蓋を間接的に確認することができる．

成人ではサイズ3，4のグライドスコープ®，キングビジョン®，マックグラス®などが用いられており，C-MAC®には小児用のブレードが用意されている．

ビデオ喉頭鏡を用いる気管挿管では，喉頭展開を術者だけではなく，周囲の者も画面を通して確認することができる．ビデオ喉頭鏡によっては術者が喉頭を直視できるものもある．

挿管手技をより容易にするために様々な器具が発明され，現場の医療従事者のトレーニングは日々複雑化しているのも事実である．施設がどの喉頭鏡を所有しているか，自身が一番慣れ親しんでいる器具はどれか，ということを常に知っておくことが重要である．ビデオ喉頭鏡の弱みは，外傷などによる口腔内出血がある場合に視野が阻まれることである．気道確保困難症例は輪状甲状間膜穿刺を考慮する．

4) 薬剤

(1) 鎮静薬

RSIに用いる鎮静薬は，迅速に意識レベルを落とし，また血行動態や頭蓋内圧への影響を最低限に抑えられるものを選択しなければならない．

しかしどの鎮静薬も血圧が低下している場合や，循環血液量減少状態，また心機能不全や敗血症のような，血行動態に余裕がない場合には心血管虚脱を起こす可能性がある．それぞれの薬剤の長所，短所を熟知し，RSIのその他の項目と

表3 ▶ RSIに用いる鎮静薬

種類	利点	議論
ベンゾジアゼピン（ミダゾラム，ロラゼパム）	●拮抗薬がある	●一般的な投与量では完全な鎮静を得られることが少ない
麻薬（フェンタニル）	●ベンゾジアゼピン系と一緒に使用	
ケタミン	●効果発現が迅速 ●血圧が低下しにくいので，適応が広い。喘息重積に使用	●頭蓋内圧亢進が疑われる場合には避ける
プロポフォール	●痙攣重積に使用	●強力な血管拡張薬なので，ショック患者や脳灌流量を一定に保つ必要があるときには使用しにくい
etomidate	●米国では血行動態に影響が少なく使用しやすい薬剤として頻繁に用いられている	●日本では承認されていない鎮静薬

同様に，個々の症例と，自身の経験に基づき，臨機応変に決定する必要がある。表3に薬剤名とその特徴を記載した。

　米国の臨床現場で筆者が一番よく使う組み合わせは循環動態に影響の少ないetomidate（日本未承認）＋ロクロニウムの組み合わせである。敗血症が疑われる場合はetomidateの使用を避けたいため，ミダゾラム＋フェンタニル＋ロクロニウムを選択する。血行動態の安定した頭部外傷症例に対してもこの組み合わせは使いやすい。

　喘息重積や血行動態が不安定な心臓病疑いの場合は，ミダゾラム＋ケタミン＋ロクロニウムを選択する。痙攣重積で気道確保が必要な症例に対してはプロポフォール＋ロクロニウムを使うことが多い。

(2) 筋弛緩薬

　筋弛緩薬を用いると，患者の体は弛緩し，また喉頭反射を消失させるので，気管チューブを通すと容易になる。挿管困難の場合，自発呼吸を再開させなければならないので，作用発現が迅速で，持続時間は短いものがよい。サクシニルコリンが普及しているが，熱傷や外傷症例，神経筋疾患症例，眼外傷では使用を控える。効果持続が長い，脱分極性のロクロニウムの使用が普及してきている。

(3) その他の役立つ薬剤

①アトロピン

　乳幼児に対して喉頭鏡で喉頭を刺激する場合に，徐脈が起こるリスクを下げる。1歳以下のRSIや，サクシニルコリンを筋弛緩に用いる場合，また徐脈の既往がある患者に対して準備する。

②リドカイン

　喉頭展開時，血管動態や頭蓋内圧に対する自律神経の影響を抑えるために用いられてきたが，小児集団に対するエビデンスは乏しい。

5）気管挿管後の確認項目

　食道挿管になっておらず，正しく気管挿管となっていることを確認するには，主に以下の方法がある。

(1) 理学所見

　①直視下：気管チューブが声門を通過していることを直接確認する。ビデオ喉頭鏡には録画機能がついているものもあり，それを利用すれば，気管挿管後に客観的に確認することも可能である。
　②バッグバルブマスク換気に合わせて，胸郭が上下運動するかどうか
　③聴診
　④気管チューブの蒸気の有無

(2) 検査所見

　①胸部X線
　②呼気終末炭酸ガス検知器：定性法で確認
　③カプノグラフィー：定性法に代わって，定量法を用いるのが主流になっている。特に心肺蘇生中には理学所見で食道挿管でないことを確認するのは困難であるため，モニター上のカプノグラフィーの波形で呼気二酸化炭素分圧を確認し，気管挿管を想定することが可能である。

これは忘れるな！ Take-home message

▶ RSIによる気道確保は，小児救急医療においては基本手技である
▶ 勤務先のERでどのような器具，薬剤を使用できるか把握しておく
▶ 挿管後の鎮静，筋弛緩，家族への説明までも細やかに行う

最終経過

　神経内科により抗痙攣薬が開始された。臨床的な痙攣所見は認めなかった。術後4日目に脳室ドレーン抜去，術後5日目に抜管された。意識清明，左半身の麻痺が残っている。術後6日目にリハビリテーションのために一般病棟に転棟となった。

文献

1) Donoghue, et al:Chapter 3. Airway. Fleisher & Ludwig's textbook of pediatric emergency medicine. 7th ed. Shaw KN, et al, ed. Wolters Kluwer, p22-3, 2015.
   小児救急の王道的教科書。どの項目もよくまとまっている。

2) 高畑　治:迅速導入をより確実にするために. 日臨麻会誌. 2008;28(4):590-8.
   RSIと通常の気道確保の違いがよくまとまっている。

3) 葛西　猛, 監:亀田総合病院KAMEDA-ERマニュアル. 改訂第3版. 診断と治療社, 2016.
   気道確保の準備の際, 確認するのに最適。

4) Weiss M, et al:Prospective randomized controlled multi-center trial of cuffed and uncuffed endotracheal tubes in small children. Br J Anaesth. 2009;103(6):867-73.
   必読!　カフ付きとカフなしの議論についてよくまとまっている。

―― 岩野仁香

1 ER

6 special populationとしての新生児の発熱

症例 生後2週間の男児

主訴	発熱と不機嫌
現病歴	妊娠38週で出生した生後2週間の男児。朝から機嫌が悪かったので，かかりつけ医を受診したところ，体温が39.5℃であったため，ERに自家用車で搬送となった。哺乳も保たれており，発熱の随伴症状は特にない。来院前にかかりつけ医から一報あり，出生歴は38週で分娩遷延による帝王切開にて出生。退院後すぐの受診時では問題なかったとのこと。
家族歴	特記なし
バイタルサイン	体温39℃（直腸温），呼吸数35回／min，血圧88／30mmHg，心拍数160回／min，SpO_2 100%
トリアージ区分	緊急。全身状態良好であるが，新生児の発熱は緊急トリアージとし，直ちに評価を行う。

初期治療

入院を前提として評価を開始。モニターを装着。アセトアミノフェン15mg／kg経口投与。点滴路確保，血液検査（全血算と白血球分類，血液培養），尿検査（尿蛋白，尿糖，尿沈渣，尿潜血，尿比重検査，尿培養），髄液検査（細胞数，蛋白数，糖，髄液培養，エンテロウイルスPCR，単純ヘルペスウイルスPCR）の検体を得た後，速やかにABPC 50mg／kg，GM，アシクロビルの静脈投与を開始した。RSウイルスとインフルエンザウイルスの迅速検査をERで行ったが，どちらも陰性であった。

診断・治療経過

入院後12時間で体温は平熱となり，全身状態は変わらず良好であった。各培養は48時間陰性。結果を待つ間，抗菌薬の静脈投与が継続された。

ディスカッションポイント

1 新生児救急医療における重症細菌感染症の評価

　新生児はほかの年齢群に比べて，免疫応答システムが未熟で細菌感染のリスクが高い。重症細菌感染症（serious bacterial infection；SBI，またはinvasive bacterial infection；IBI）の可能性を常に念頭に置き，初療での評価を行うべきである。SBIには敗血症，菌血症，肺炎，骨髄炎，髄膜炎，蜂窩織炎，尿路感染症などが含まれる。これらは6～10％の乳児に認められ，生後1か月以内の新生児ではその発生率は13％にも及ぶとされている。細菌感染症が認められた生後3か月以内の乳児の3分の1が尿路感染症である[1]。

　現場で診療にあたる医療従事者として難しいのは，生後2か月以下でSBIを認めた乳児の，実に3分の2は"全身状態良好"と診察時に判断されていることである。

2 新生児救急医療における発熱の管理

　生後8週以下では体温38℃以上の発熱が自宅または医療現場で記録されれば，全身状態の善し悪しにかかわらず腰椎穿刺を含めたfull sepsis work-upを行う。生後4週以下では培養が陰性と確認されるまでは入院管理を行うのが原則であり，ERから帰宅とすることはほぼない。

　帰宅のカットオフを生後4週にするか，6週にするか，また生後8週まで引き上げるかは施設によって異なる。施設や地域によって，入院基準を含めた治療指針は若干異なる。患児にも家族にも，また医療従事者にも，できるだけ安全な医療が求められる結果である。

　そのため検査過剰が許される傾向があったが，近年では生後6週以上になれば多くの施設が，low-risk criteriaを用いて転帰を決定し，SBI/IBIをリスクと所見に基づいて発見することに励んでいる[2,3]。入院することが，家族の精神面や医療経済的に必ずしも無害ではないことを，医療従事者は意識しはじめている。そのような背景があり，救急現場で新生児を診察する医療従事者はリスク別の対応が迫られる。

3 新生児発熱対応の実際

　生後28～89日の発熱に関しての低リスククライテリアの比較を**表1**に示す[2,4-6]。各クライテリアに長所・短所があるため，現場ではそれをまとめたアルゴリズム

表1 ▶ 米国の発熱に関する低リスククライテリアの比較

	Philadelphia criteria[4]	Rochester criteria[5]	Boston criteria[6]
研究期間	1987～1992年	1984～1992年	1987～1990年
日齢（day）	29～60	≦60	28～89
体温（℃）	≧38.2	≧38	≧38
病歴	（言及していない）	・出生週数が37週以上 ・周産期の抗菌薬投与なし ・原因不明の高ビリルビン血症なし ・最近の入院歴なし ・基礎疾患なし ・生後母子ともに退院	・48時間以内の予防接種，抗菌薬投与なし ・脱水なし ・電話ですぐに病院へアクセス可能
理学所見	・well appearing	・well appearing ・耳・皮膚・軟部組織・骨に感染症の所見なし	・well appearing ・耳・皮膚・軟部組織・骨に感染症の所見なし
検査所見	・WBC＜15,000/μL ・桿状核球/分葉核球＜0.2 ・尿中WBC＜10/HPF ・尿グラム染色：陰性 ・髄液細胞数＜8/μL ・髄液グラム染色：陰性 ・（胸部X線上浸潤影なし） ・（便：血液陰性，WBCがほとんど確認できない）	・WBC5,000～15,000/μL ・桿状核球≦1,500/μL ・尿中WBC≦10/HPF ・（便中WBC≦5/HPF）	・WBC＜20,000/μL ・尿中WBC＜10/HPF ・髄液細胞数＜10/μL ・（胸部X線上浸潤影なし）
High riskと同定	・入院 ・抗菌薬での初期治療開始	・入院 ・抗菌薬での初期治療開始	・入院 ・抗菌薬での初期治療開始
Low riskと同定	・帰院，要フォローアップ ・抗菌薬投与なし	・帰院，要フォローアップ ・抗菌薬投与なし	・帰院，要フォローアップ ・経験的抗菌薬投与
統計的評価	・感度：98%（92～100） ・特異度：42%（38～46） ・陽性的中率：14%（11～17） ・陰性的中率：99.7%（98～100）	・感度：92%（83～97） ・特異度：50%（47～53） ・陽性的中率：14%（10～16） ・陰性的中率：98.9%（97～100）	・感度：－ ・特異度：94.6% ・陽性的中率：－ ・陰性的中率：－

（文献2, 4～6を元に作成）

を参照することが多い。単純ヘルペス感染については，実際のERでの対応は地域・病院によって異なる。

フィラデルフィア小児病院のクリニカルパスウェイ（https://www.chop.edu/clinical-pathway/febrile-infant-emergent-evaluation-clinical-pathway）では，生後21日までの新生児と，生後22～40日の患児で，以下の5つの身体所見のうち1つ以上を認める場合にアシクロビルを投与することとしている。

- ill appearing
- 神経学的異常所見，痙攣
- 水疱性発疹
- 肝炎

- 母親に，分娩時初発の単純ヘルペス感染を認めた場合

　この場合の検査項目は，血液と髄液のPCR，水疱性発疹がある場合は眼瞼結膜，頬粘膜と直腸粘膜のウイルス培養である。全身型単純ヘルペス感染症の場合は生化学，肝機能，凝固，血液型と不規則抗体スクリーニング，胸部X線を行うとしている。

　シアトル小児病院のクリニカルパスウェイ（https://www.seattlechildrens.org/globalassets/documents/healthcare-professionals/Neonatal-fever-org-pathway.pdf）では，日齢の区切りを30日とし，アシクロビルの投与の基準も若干異なる。

1）日・月齢別の発熱への対応

　以下に大まかな年齢の区切りとその対応をまとめる。各施設で日齢を21日で区切ったり，30日で区切ったりと様々であることが見受けられる。

　あくまで全身状態良好の患児の発熱に対する対応であり，局所感染（肺炎，蜂窩織炎など）を認めたときや"not doing well"であるときは，この流れからは外れ，所見と診断に基づいて治療を行う。

　生後0〜60日：血液検査，尿検査，髄液検査，胸部X線，＋／−ウイルス迅速検査（インフルエンザやRSウイルスなどの迅速検査ができるもの）

　生後29日〜6か月：血液検査，尿検査，髄液検査なし，＋／−胸部X線とウイルス迅速検査

　＞生後6か月：血液検査なし，髄液検査なし，＋／−胸部X線とウイルス迅速検査，2歳までの女児全員に尿検査を行う，男児は12か月まで尿検査を行う（割礼を受けた男児は6か月まで）

2）各検査の詳細

- 血液検査（全血算と白血球分類，血液培養）
- 尿検査（尿蛋白，尿糖，尿沈渣，尿潜血，尿比重検査，尿培養）
- 髄液検査：細胞数，蛋白数，糖，髄液培養，エンテロウイルスPCR，単純ヘルペスウイルスPCR（原則的に生後2週間まで施行，その後はリスク別に決定する）
- CRP，プロカルシトニン

4 治療と転帰

1）生後0〜60日

　検査結果にかかわらず，以下の投与を行う。

0〜28日：ABPCに加え，GMまたはCTX，アシクロビル
　　　29〜60日：CTRX（採血時に静脈路を確保した場合は静脈投与，静脈路がない場合は筋肉内注射を行う）
　　生後4週または6週以下では入院管理とする。生後6週以上で全身状態良好で，検査結果に明らかな異常所見がなく，かかりつけ医との確実なフォローアップが可能であれば帰宅を考慮する。shared-decision making（共同意思決定）である。

2）生後29日〜6か月

　　尿検査の異常，または白血球数＞15,000/μLまたは＜5,000/μL，またはANCの場合にCTRXを投与。経口摂取困難やフォローアップが困難でなければ帰宅可能とする。

3）生後6か月以上

　　この時点で，患児が3回の肺炎球菌の予防接種（PCV-13）を終えていることを前提とする。
　　尿検査の異常がある場合，抗菌薬の投与を行う。CTRXが選択されることが多く，静脈投与，または筋肉注射を行う。
　　生後29日〜6か月の患児と同様に経口摂取困難，脱水症状がある場合やフォローアップができない場合，また自宅での効率的な対症療法が見込めない場合は入院管理を考慮する。

4）起炎菌と抗菌薬のまとめ[7]

（1）0〜28日（新生児）

　　起炎菌として多いのは，GBS，大腸菌，リステリア，腸球菌，黄色ブドウ球菌，単純ヘルペスウイルスである。
　　抗菌薬および抗ウイルス薬は，ABPC＋CTXまたはGM[*1]を選択する。必要に応じてアシクロビル[*2]，VCM[*3]を追加する。

（2）29〜60日（乳児）

　　起炎菌として多いのは，GBS，大腸菌，肺炎球菌，インフルエンザ桿菌，黄色ブドウ球菌，腸球菌，リステリア，緑膿菌である。
　　抗菌薬および抗ウイルス薬は，CTXまたはCTRX（＋ABPC）[*4]を選択する。必要に応じてアシクロビル[*2]，VCM[*3]，GM[*5]を追加する。

（3）61〜90日（乳児）

　　起炎菌として多いのは，肺炎球菌，インフルエンザ桿菌，髄膜炎菌である。
　　抗菌薬は，CTRXまたはCTXを選択する。必要に応じてVCM[*3]を追加する。

＊1：地域の大腸菌の感受性と，リステリアと腸球菌の発生率によって組み合わせを決定する（大腸菌がGM耐性の場合はCTXを選択。リステリアと腸球菌に対してABPCを投与）
＊2：生後28日以内で全身状態が悪く，粘膜に小水疱を認め，痙攣発作を伴う，または髄液細胞増加がある場合や，より日齢が経った患児で単純ヘルペスウイルス感染を疑う症状のある場合
＊3：メチシリン耐性黄色ブドウ球菌（MRSA）の発生率が高い地域（黄色ブドウ球菌10％以上）や，生後28日以上で全身状態が悪い場合や，髄膜炎の所見が認められる患児の耐性肺炎球菌に対して投与
＊4：腸球菌やリステリアの感染を疑う場合や，髄膜炎の所見がみられる場合
＊5：グラム陰性菌に対するカバーが必要な場合

これは忘れるな！ Take-home message

- 生後3か月未満の乳幼児の発熱においては，SBI/IBIのリスクが10～15％もあると考え，慎重に対応する
- 特に生後2か月以下ではどんなに熟達した保護者，医師でも，所見からSBI/IBIの有無を判断するのは難しい

最終経過

入院3日後，ウイルス感染症の診断にて自宅退院となった。

文献

1) Baraff LJ：Management of fever without source in infants and children. Ann Emerg Med. 2000；36(6)：602-14.
   必読！ 幼若乳児の発熱について引用頻度の高い文献。
2) 糸永知代，他：乳児期早期発熱にどう対処するか？ ―安曇野クライテリアの提案．小児感染免疫．2012；24(4)：499-505.
   必読！ 米国のクライテリアを日本で用いる問題点について言及している。
3) Gomez B, et al：Validation of the "step-by-step" approach in the management of young febrile infants. Pediatrics. 2016；138(2)：e20154381.
   必読！ 既存のクライテリアをふまえて，より実用的なものを提唱している。
4) Baker MD, et al：Outpatient management without antibiotics of fever in selected infants. N Engl J Med. 1993；329(20)：1437-441.
5) Jaskiewicz JA, et al：Febrile infants at low risk for serious bacterial infection—an appraisal of the Rochester criteria and implications for management. Febrile Infant Collaborative Study Group. Pediatrics. 1994；94(3)：390-6.
6) Baskin MN, et al：Outpatient treatment of febrile infants 28 to 89 days of age with intramuscular administration of ceftriaxone. J Pediatr. 1992；120(1)：22-7.
7) Smitherman HF, et al：Febrile infant (younger than 90 days of age)：Management. Edwards MS, et al., eds. UpToDate. Waltham, MA：UpToDate Inc. [http://www.uptodate.com (Accessed on Aug 30, 2018)]

岩野仁香

2 NICU

1 未熟児の敗血症

症例 在胎27週5日，日齢5の男児

主訴	高血糖
現病歴	前期破水，早発陣痛のため経腟分娩で出産。出生体重935g。母親は分娩前にステロイド，抗菌薬を投与された。母体発熱なし。児のApgarスコアは7/7であり，臍帯静脈カテーテルを挿入し，CPAPで呼吸管理した。出生後にABPCとGMを投与し，48時間後に血液培養が陰性であるのを確認した後に中止した。胎盤病理検査では絨毛膜羊膜炎の所見を認めた。ルーチンの血糖測定で血糖値が271mg/dLであった。
家族歴	特記事項なし
バイタルサイン	体温37.5℃，心拍数174回/min，血圧55/29mmHg，呼吸数39回/min
身体所見	外観：保育器内でCPAPを装着している早産児。頭部：大泉門は平坦で軟，胸部：肺音清明，明らかな心雑音なし。腹部：皮膚色変化なし，膨満なし，腸雑音正常，軟，圧痛なし。皮膚：皮疹なし。神経：診察で反応あり，在胎週数相当の神経学的所見

初期治療

血算で白血球数1万4,100/μL，好中球86%，I/T比（好中球全体の中の桿状核球の割合）0.20，末梢および臍帯静脈より血液培養を採取後に，VCM（15mg/kg/回，12時間ごと），GM（3.5mg/kg/回，36時間ごと）の経静脈投与を開始した。

診断・治療経過

　血液培養を採取して8時間後に末梢／臍帯静脈の両方の血液培養からグラム陰性菌が検出された。頭部超音波検査で脳室上衣の輝度上昇を認め，脳室炎が疑われた。抗菌薬投与後に採取された髄液検査は白血球1,375/HPF（好中球68％，リンパ球11％），赤血球9万/HPF，髄液蛋白324mg/dL，髄液糖75mg/dL（血糖200mg/dL），髄液培養は陰性であった。抗菌薬投与後に採取された尿検査は陰性であった。頭部超音波検査，髄液検査の所見から髄膜炎を強く疑ったため，GMをCTX（100mg/kg/day，分2）に変更した。腹部診察および腹部X線検査で壊死性腸炎を示唆する所見は認めなかった。血液培養からは大腸菌が同定された。大腸菌がCTXに感受性があることを確認後に，VCMを中止し，CTX単剤とした。

ディスカッションポイント

1 早産児の敗血症

　新生児の敗血症は発症する時期により，「(1) 生後72時間以内に発症する早発型」と「(2) それ以後に発症する遅発型」に分類される。発症率は，在胎週数が少なく体重が少ない児のほうが高い。

(1) 早発型敗血症

　米国では，極低出生体重児（出生体重が1,500g未満の児）の2％に発症すると報告されている[1]。極低出生体重児では早発型敗血症による死亡率は25％[2]である。

　母親からの垂直感染が主な原因となる。具体的には，母親の腟内の病原体が上行性に羊水感染を引き起こし胎児に感染するか，経腟分娩時に児に感染するかのいずれかである。GBSと大腸菌が最も頻度の高い起炎菌で，極低出生体重児では大腸菌のほうがGBSより頻度が高い[3]。

② 遅発型敗血症

　米国では，極低出生体重児（出生体重が1,500g未満の児）の32％に発症すると報告されている[1]。極低出生体重児では遅発型敗血症による死亡率は18％[4]である。

　母体からの垂直感染で児が病原体を保菌し，後に感染症を発症する場合と，医療者やNICUの環境からの水平感染によるものがある。極低出生体重児ではコアグラーゼ陰性ブドウ球菌が最も頻度が高く，これにほかのグラム陽性球菌（ブ

ドウ球菌，腸球菌，GBS），グラム陰性桿菌（大腸菌，クレブシエラ，緑膿菌，エンテロバクター，セラチア），真菌が順に続く[4]。

　本症例は生後5日での発症であり，遅発型敗血症の定義を満たす。感染の機序としては母体の絨毛膜羊膜炎を伴っており，垂直感染が原因と考えた。新生児の早発型敗血症の管理については米国小児科学会（American Academy of Pediatrics）から2012年にガイドラインが発行されている[5]。

　早産児の敗血症の症状は，重症度によって異なるが，呼吸障害，無呼吸の頻度増加，残乳増加，体温変動，血圧低下，循環不全，頻脈などを伴う。軽微で非特異的な症状が敗血症の初期症状のこともあるため，早産児では常に敗血症の可能性を考慮する必要がある。

2 敗血症のリスク評価

　敗血症を疑った場合，病歴から敗血症のリスクを評価することも重要である。新生児の敗血症のリスク因子としては，母体の分娩時の発熱，早産，Apgarスコア5分値が6点以下，胎児ジストレス，GBS保菌母体，破水後18時間以上経過，絨毛膜羊膜炎などがある。

　絨毛膜羊膜炎は，産婦人科領域では近年では本来の意味である絨毛膜および羊膜の感染というだけでなく，子宮内感染を示唆する用語として使用されるようになっており，また，施設によって診断基準が異なる場合があるため，新生児科医としては絨毛膜羊膜炎という診断の評価が難しいことがある。

　胎盤組織検査で絨毛膜羊膜炎を認めても，母体が臨床的に感染の症状や兆候を伴わない場合や胎盤・羊水の培養が陰性の場合は，感染を伴わない胎盤の炎症（虚血，外傷，胎便，アレルギーなど）である場合もある。診断基準や用語のあいまいさを解消するために，近年，米国産科婦人科学会から羊膜内感染（intra-amniotic infection）という用語や，新しい診断基準の使用が推奨されている[6]。

3 敗血症診断のための検査

　早産児の敗血症は症状のみで診断することが困難な場合もあるため，敗血症を疑ったときは検査を行う。

　①**血液培養**：敗血症を診断するゴールドスタンダードだが，早産児では採取できる量が限られることもあり，血液培養が偽陰性となる場合もある。尿培養は，

遅発型敗血症では採取すべきであるが，早発型敗血症の評価としてルーチンで採取する必要はない[5)7)]。

②**髄液検査**：早産児は髄膜炎の症状を認めない場合が多いため，敗血症の評価の一環として，髄液検査を必ず考慮する必要がある。正期産児では，敗血症のリスクがある場合でも臨床症状を伴わない場合は髄膜炎の可能性はきわめて低いという報告がある[8)]。しかし，血液培養が陽性である場合は髄膜炎の合併が9%に報告されており[9)]，反対に，髄膜炎でも血液培養が陰性である場合もあるため[10)]，血液培養が陽性のときや臨床的に髄膜炎が疑われる場合は，髄液検査を行うべきである。

③**血液検査**：好中球数，I/T比，CRPなどが敗血症の評価に用いられることが多いが，好中球数とI/T比は感度が低く[11)]，CRPは特異度が低い[12)]という問題がある。早産児で敗血症が疑われる場合は，培養結果が明らかになる前に経験的治療を開始する。

4 敗血症の治療

①**早発型敗血症**：頻度の高い起炎菌であるGBSと大腸菌に対して有効なABPCとGMが推奨される。髄膜炎が強く疑われる場合には，髄液移行性のよい第3世代セファロスポリンの使用も考慮すべきであるが，耐性菌の増加を引き起こす可能性があるので，ルーチンに第3世代セファロスポリンを使用すべきではない。

②**遅発型敗血症**：コアグラーゼ陰性ブドウ球菌やその他のグラム陽性球菌，グラム陰性桿菌に有効であるVCMとGMの組み合わせが推奨される。起炎菌が同定されて，抗菌薬に対する感受性が判明した段階で，経験的治療からそれぞれの児にとって最も適切な抗菌薬に変更する必要がある。

③**抗菌薬の投与期間**：菌血症では10〜14日間が推奨されるが，グラム陽性菌による髄膜炎では2〜3週間，グラム陰性菌が原因の髄膜炎では3週間以上の投与が推奨される。

本症例では，経験的治療としてVCMとGMによる治療を開始したが，血液培養が陽性であったこと，頭部超音波検査で脳室炎と診断されたことより髄膜炎を強く疑い，GMをCTXに変更した。髄液検査は抗菌薬投与開始後に行われ，血液混入を認めてはいたものの髄液中の白血球の上昇を認め，髄膜炎と診断した。

これは忘れるな！Take-home message

▶ 早発型敗血症と遅発型敗血症では，機序や頻度の高い起炎菌が異なる
▶ 早産児で敗血症が疑われる場合は必ず髄液検査を考慮する
▶ 血液培養，髄液培養が陰性でも敗血症や髄膜炎の場合がある

最終経過

抗菌薬投与開始から48時間後に血液培養は陰性化した。臍帯静脈カテーテルは日齢10に抜去し，PICCカテーテルを挿入した。CTXは合計4週間投与した。頭部超音波検査で軽度脳室拡大を認めたが，外科治療は必要としなかった。

文 献

1) Stoll BJ, et al：Trends in care practices, morbidity, and mortality of extremely preterm neonates, 1993-2012. JAMA. 2015；314(10)：1039-51.
   米国の26の周産期センターで出生した出生体重401〜1,500gの児3万4,636人についての前向きコホート研究。1993〜2012年の母体，児に対する介入と児の予後の変遷について検討している。

2) Stoll BJ, et al：Very low birth weight preterm infants with early onset neonatal sepsis. Pediatr Infect Dis J. 2005；24(7)：635-9.
   文献1と同じレジストリー。1991〜1993年，1998〜2000年，2002〜2003年の3つの期間で早発型敗血症の頻度，起炎菌，予後などについて検討。

3) Stoll BJ, et al：Early onset neonatal sepsis：the burden of group B Streptococcal and E. coli disease continues. Pediatrics. 2011；127(5)：817-26.
   文献1と同じレジストリー。2006〜2009年に出生した新生児39万6,586人の早発型敗血症について検討。母体のGBSスクリーニングは，早発型敗血症を発症した正期産児の67%にしか行われておらず，GBS陽性母体の76%にしか抗菌薬が投与されていなかった。

4) Stoll BJ, et al：Late-onset sepsis in very low birth weight neonates：the experience of the NICHD Neonatal Research Network. Pediatrics. 2002；110(2 Pt 1)：285-91.
   文献1と同じレジストリー。1998〜2000年に出生した極低出生体重児6,956人の遅発型敗血症について検討。

5) Polin RA, et al：Management of neonates with suspected or proven early-onset bacterial sepsis. Pediatrics. 2012；129(5)：1006-15.
   必読！ AAPの早発型敗血症の管理についてのガイドライン。

6) Committee on Obstetric Practice：Committee Opinion No. 712：Intrapartum management of intraamniotic infection. Obstet Gynecol. 2017；130(2)：e95-101.
   米国産婦人科学会からの羊水内感染症(intraamniotic infection)の定義と管理についての推奨。

7) Visser VE, et al：Urine culture in the evaluation of suspected neonatal sepsis. J Pediatr. 1979；94(4)：635-8.
   生後72時間以内に採取された血液培養と尿培養188セットと，72時間以後に採取された189セットについて後方視的に検討。尿培養のみが陽性だったのは生後72時間以内では2例，72時間以後では13例（$p<0.05$）であった。

8) Johnson CE, et al：Term newborns who are at risk for sepsis：Are lumbar punctures Necessary? Pediatrics. 1997；99(4)：E10.

生後7日間に感染症の評価を受けた5,135人の正期産児について後方視的に検討。児に症状はないが母体の感染リスクのために髄液培養を採取された3,423人では，全例で髄液培養は陰性であった。

9) May M, et al：Early onset neonatal meningitis in Australia and New Zealand, 1992-2002. Arch Dis Child Fetal Neonatal Ed. 2005；90(4)：F324-7.

1992〜2002年にオーストラリアとニュージーランドの20のNICUで行われた前方視的研究。852人の早発型敗血症を発症した児のうち，78人(9.2％)が髄膜炎を合併していた。

10) Garges HP, et al：Neonatal meningitis：what is the correlation among cerebrospinal fluid cultures, blood cultures, and cerebrospinal fluid parameters? Pediatrics. 2006；117(4)：1094-100.

在胎週数34週以上の9,111人の児の腰椎穿刺検体について後方視的に検討。95例の培養陽性の髄膜炎のうち，92例で血液培養も採取されていた。92例のうち35例(38％)は血液培養が陰性であった。

11) Hornik CP, et al：Use of the complete blood cell count in late-onset neonatal sepsis. Pediatr Infect Dis J. 2012；31(8)：803-7.

1996〜2009年に米国の293のNICUで遅発型敗血症を発症した3万7,862人の児について，血算の有用性を検討した。

12) Lacaze-Masmonteil T, et al：Value of a single C-reactive protein measurement at 18 h of age. Arch Dis Child Fetal Neonatal Ed. 2014；99(1)：F76-9.

647人の在胎週数が35週未満の児と555人の在胎週数が35〜36週の児について前方視的に検討。生後15〜21時間の間にCRPを採取した。早発型敗血症の疑いがある，または早発型敗血症と確定診断された児で，CRPは感度64％，特異度56％であった。

　　　　　　　　　　　　　　　　　　　　　　　　　　　　　　　　　　　　　児島克明

2 NICU

2 新生児壊死性腸炎

症 例 在胎25週3日，日齢19の男児

主訴	血便
現病歴	頸管無力症による早産で，骨盤位のため帝王切開で出生。出生体重610g。母親は分娩前にステロイドを投与された。Apgarスコアは3/5/8，サーファクタントを投与後に抜管し，CPAPで管理した。出生後にABPCとGMを48時間投与された。母乳による経腸栄養を日齢1より15mL/kg/dayを4分割で開始し，徐々に120mL/kg/dayまで増量した。PDAに対しインドメタシンが投与され，閉鎖を確認した。日齢17に無呼吸の頻度が増えたため，血液培養を採取の上VCM（15mg/kg/回，12時間ごと）とGM（3.5mg/kg/回，36時間ごと）を開始した。日齢19に血便（黄色便に赤色血液が線状に混入）を認めた。
家族歴	特記事項なし
バイタルサイン	体温37.4℃，心拍数163回/min，血圧54/37mmHg，呼吸数37回/min
身体所見	外観：保育器内でCPAPを装着している早産児。頭部：大泉門は平坦で軟，胸部：肺音清明，軽度陥没呼吸，診察中に無呼吸あり，明らかな心雑音なし。腹部：腹部膨満あり，皮膚色変化なし，腸雑音低下，軟，圧痛なし。皮膚：皮疹なし。神経：診察で反応あり，在胎週数相当の神経学的所見

初期治療 　胸腹部X線では異常を認めなかった。末梢血では白血球数1万5,400/μL，好中球65％，I/T比（好中球全体の中の桿状核球の割合）0.08，血小板数21万7,000/μLであった。経腸栄養を中止し，抗菌薬をVCMとTAZ/PIPC（160mg/kg/day，分2）に変更した。

診断・治療経過

　無呼吸の頻度が増加したため挿管，人工呼吸器管理を開始した。徐々に腹部膨満の増悪を認め，胃管から持続吸引を行った。腹部X線で壁内ガスや気腹は認めなかった。血便は数日間続いた後，軽快した。

　VCMは2日間，TAZ/PIPCは7日間投与した。治療開始後も腹部膨満の軽快を認めなかったため小児外科が併診した。日齢32より経腸栄養を再開したが，腹部膨満の増悪を認めたため日齢35に中止した。

　日齢40に注腸造影を行い，上行結腸の狭窄が疑われた。日齢41に開腹手術を行い，盲腸に狭窄を認めた。盲腸切除術と回腸瘻造設術が行われた。術後7日より母乳による経腸栄養を開始し，7日間で160mL/kg/dayまで増量した。

ディスカッションポイント

1 新生児壊死性腸炎

　新生児壊死性腸炎（necrotizing enterocolitis；NEC）は早産児に多く発症する重篤な疾患である。米国では，NECは極低出生体重児（出生体重が1,500g未満の児）の6.9%[1]，日本では1.6%[2]に発症すると報告されている。ほとんどの場合，早産児に起こり，在胎週数や出生体重が小さくなるほど頻度が高くなる傾向がある[3]。

　NECによる死亡率は発症した児の20〜30%と報告されており，在胎週数が小さいほど高くなる[1]。機序ははっきりとしていないが，腸管および免疫の未熟性，腸管の常在細菌叢の異常，経腸栄養，虚血，炎症に伴うサイトカインやケモカインなどによる複合的な病態と考えられている[4]。

　早産児が突然の消化器症状を認めたときにNECの発症を疑う。症状として，腹部膨満，残乳の増加，胆汁様の残乳，嘔吐，腹部圧痛，血便などがある。また，無呼吸，呼吸障害，体温変動などの非特異的な症状も認めることがある。発症時期は，在胎週数が少ない児のほうが出生後により遅く発症する傾向がある[5]。

2 NECの診断と検査

(1) 組織診断

NECの組織診断は，外科手術や剖検でのみ可能である。しかし，NECは多くの場合手術を必要とせず，そのような場合は症状と画像検査から臨床的に診断する。重症度分類として修正Bellの病期分類が用いられる(**表1**)[6]。この病期分類では，病期1Aと1BはあくまでもNECの疑いがあるという状態で，NEC以外の疾患が含まれている可能性があることに注意する。このため，NECの発症率や予後の研究では，病期1Aと1Bを含めていないことが多い。

(2) 腹部X線検査

NECが疑われる場合には腹部X線検査がよく行われるが，必ずしも感度・特異度は高くない。このため，臨床的にNECが疑われる場合には繰り返しX線検査を行い評価する必要がある。また在胎週数が低い場合にはNECに特徴的な壁内ガスや門脈内ガスを認めないことも多く，注意が必要である[7]。

(3) 腹部超音波検査

腹水の検出感度が良いこと，腸管の蠕動運動・壁肥厚・血流を評価できることなどから，NECの評価に用いられることが増えてきている[8]。

表1 ▶ 修正Bellの病期分類 (Modified Bell's Staging Criteria)

病期	全身症状	消化器症状	X線所見
1A　NEC疑い	体温不安定，無呼吸，徐脈，嗜眠	授乳前の残乳増加，軽度腹部膨満，嘔吐，便潜血陽性	正常あるいは腸管拡張，軽度イレウス
1B　NEC疑い	同上	鮮紅血便	同上
2A　NEC確診 軽症	同上	同上 加えて腸雑音の消失，±腹部圧痛	腸管拡張，イレウス，壁内ガス
2B　NEC確診 中等症	同上 加えて軽度代謝性アシドーシス，軽度血小板減少	同上 加えて腸雑音の消失，明らかな腹部圧痛，±腹壁蜂窩織炎または右下腹部腫瘤，腸雑音消失	同上 加えて門脈内ガス，±腹水
3A　進行したNEC 重症 腸管穿孔なし	同上 加えて低血圧，徐脈，重症無呼吸，混合性アシドーシス，DIC，好中球減少	同上 加えて腹膜炎症状，著明な腹部圧痛，腹部膨満	2Aと同じ 加えて明らかな腹水
3B　進行したNEC 重症 腸管穿孔あり	同上	同上	同上 加えて気腹

(文献6より引用)

(4) 敗血症，DICの評価

　NECでは感染症の合併を高頻度に認めるため[9]，敗血症の評価を行うことが重要である。腹水を多量に認める場合は，血液培養など一般的な感染症の評価に加えて，腹水の培養検査も有用である。血液検査では好中球の減少や血小板の減少を認めることがある。また，重症例ではDICを合併する場合があるため，血小板減少や出血傾向を認める場合は，凝固検査を行ってDICについても評価する必要がある。

3 NECの治療

　NECを疑う，あるいは診断した場合は，経腸栄養を中止し，胃内容の吸引による腸管減圧を行う。上述したように敗血症の合併が多いため，血液検査や培養検査による評価を行った上で抗菌薬投与を考慮する。抗菌薬の選択については統一したガイドラインは存在しないが，それぞれの施設の病原菌の耐性状況も参考にしながら，嫌気性菌の治療も考慮して選択する。

　消化管穿孔を伴う場合や内科的治療に抵抗性の場合は，外科的治療を行う。外科治療としては，ベッドサイドでの腹腔ドレナージや，開腹手術による腸管切除術や腸瘻造設がある。どちらの治療が予後が良いのかについては十分なデータがなく，それぞれの施設の経験に基づいて決定する[10]。腹腔ドレナージは，体重が少ない場合や，全身状態が不良なために開腹手術が難しい場合に行われることが多い。

4 NECの合併症

　NECの急性期の合併症としては，敗血症，DIC，呼吸循環不全があり，慢性期の合併症としては腸管の狭窄や短腸症候群がある。腸管狭窄は内科的治療が行われた児の17％，外科的治療が行われた児の24％で認めると報告されている[11]。大腸の狭窄を認めることが多いが，小腸に狭窄が起こることもあり，複数の狭窄を認めることもある[11]。腸管狭窄の評価として，NECの回復後に消化器症状を認める場合や，腸瘻の閉鎖を行う前には，注腸造影を行う。

5 NECの予防

　NECは有効な治療法がなく，死亡率や合併症を併発する割合が高いため，発症を予防することが重要である。NECの予防として，人工乳ではなく母乳やドナー母乳を用いること，経腸栄養の増量方法を各施設で標準化すること，不必要な抗菌薬長期投与やH$_2$ブロッカー使用を避けることが推奨されている。ほかに，早産児に対するプロバイオティクスの投与も一定の効果があることが示されている[12]。

　本症例では臨床症状からNECを疑い，経験的治療としてVCMとTAZ/PIPCの投与を行った。しかし，血便が改善した後も腹部膨満が持続し，経腸栄養を再開できず，腸管狭窄の合併に対して手術を行った。

これは忘れるな！ Take-home message

- ▶ 母乳栄養，プロトコール化した経腸栄養，プロバイオティクスはNECの予防に有効
- ▶ NECが疑われる場合は腹部診察と腹部X線検査を繰り返し行う
- ▶ 外科治療の必要性も考慮し，小児外科医と連絡を取り合ってNECの診療にあたる

最終経過

日齢89に回腸瘻閉鎖術を行った。日齢104に2,710gで退院した。

文献

1) Fitzgibbons SC, et al：Mortality of necrotizing enterocolitis expressed by birth weight categories. J Pediatr Surg. 2009；44(6)：1072-5；discussion 1075-6.
　Vermont Oxford Network (VON) に所属する511のNICUで前方視的に集めた結果を検討。2005～2006年に出生した7万1,808人の極低出生体重児で，NECの発症と死亡率を検討した。

2) Isayama T, et al：Comparison of mortality and morbidity of very low birth weight infants between Canada and Japan. Pediatrics. 2012；130(4)：e957-65.
　カナダと日本で2006～2008年に出生した極低出生体重児（カナダ5,341人，日本9,812人）の予後を比較。

3) Battersby C, et al：Incidence of neonatal necrotising enterocolitis in high-income countries：a systematic review. Arch Dis Child Fetal Neonatal Ed. 2018；103(2)：F182-9.

> **必読！** OECDに加盟している12カ国でのNECの発症率を比較したシステマティックレビュー。NECの発症率は32週未満の児では2〜7％，超低出生体重児（出生体重が1,000g未満）では5〜22％と，国ごとで大きくばらつきがあった。

4) Eaton S, et al：Current research on the epidemiology, pathogenesis, and management of necrotizing Enterocolitis. Neonatology. 2017；111(4)：423-30.

> NECの疫学，機序，管理についてのレビュー。

5) Yee WH, et al：Incidence and timing of presentation of necrotizing enterocolitis in preterm infants. Pediatrics. 2012；129(2)：e298-304.

> カナダの新生児ネットワークに所属する25のNICUに2003〜2008年に入院した1万6,669人の，出生時の在胎週数が33週未満の児について検討。生後14日未満に発症した早発型NECと14日以後に発症した遅発型NECを比較。多変量重回帰分析で，出生時の在胎週数が長いことと経腟分娩が早発型NECのリスクであった。

6) Neu J：Necrotizing enterocolitis：the search for a unifying pathogenic theory leading to prevention. Pediatr Clin North Am. 1996；43(2)：409-32.

> NECについてのレビュー。修正Bellの病期分類の記載あり。

7) Sharma R, et al：Impact of gestational age on the clinical presentation and surgical outcome of necrotizing enterocolitis. J Perinatol. 2006；26(6)：342-7.

> 1991〜2003年に出生して単施設のNICUでNECを発症した202人について，出生時の在胎週数によって4グループに分けて臨床症状や予後について比較。より出生時の在胎週数が長いほうが壁内ガスや門脈ガスを認める頻度が高かった。

8) Cuna AC, et al：Bowel ultrasound for predicting surgical management of necrotizing enterocolitis：a systematic review and meta-analysis. Pediatr Radiol. 2018；48(5)：658-66.

> NECの評価に超音波を使った論文についてのメタアナリシス。超音波で，局所的な液体貯留，腸蠕動消失，気腹，腸管壁のエコー輝度上昇，腸管壁の肥厚または希薄化，腸管への血流消失，腸管拡張を認めた場合は，NECに対する外科的治療や死亡との関連を認めた。

9) Bizzarro MJ, et al：Concurrent bloodstream infections in infants with necrotizing enterocolitis. J Pediatr. 2014；164(1)：61-6.

> 単施設での後方視的研究。410人のNECを発症した児のうち，69人(43.7％)では，NECの診断から72時間以内に採取された血液培養が陽性であった。

10) Rao SC, et al：Peritoneal drainage versus laparotomy as initial surgical treatment for perforated necrotizing enterocolitis or spontaneous intestinal perforation in preterm low birth weight infants. Cochrane Database Syst Rev. 2011(6)：CD006182.

> NECの治療として腹腔ドレナージと開腹手術を比較したコクランレビュー。腹腔ドレナージと開腹手術には有意な差を認めなかったが，基準を満たすRCTが2つしかなかったためデータが不足していると結論づけている。

11) Heida FH, et al：Risk factors associated with postnecrotizing enterocolitis strictures in infants. J Pediatr Surg. 2016；51(7)：1126-30.

> 2005〜2013年に3つの大学病院で診断された441人のNECの患者についての後方視的検討。生存した337人のうち，224人が内科的治療を受け，このうち37人(17％)が腸管狭窄を発症した。また，113人の外科治療を受けた患者のうち，27人(24％)が腸管狭窄を発症した。

12) Thomas JP, et al：Probiotics for the prevention of necrotising enterocolitis in very low-birth-weight infants：a meta-analysis and systematic review. Acta Paediatr. 2017；106(11)：1729-41.

> プロバイオティクス使用とNECの発症について23のRCTを検討したメタアナリシス。プロバイオティクスは極低出生体重児でNECの発症と，児の死亡率を下げた。

———— 児島克明

3 PICU

1 心原性ショックの治療と管理

症例 日齢16の男児

主訴	ぐったりとして顔色不良，チアノーゼ
現病歴	周産期異常はなし。日齢8にウイルス性髄膜炎の診断で入院し，日齢14に退院した。ウイルス迅速検査によりRSVとインフルエンザウイルス，髄液PCRによりヘルペスウイルスの陰性を確認したが，他のウイルス検査による同定は行わなかった。退院前の小児科後期研修医による身体診察の際に，わずかに収縮期雑音を聴取した。退院翌日に哺乳量低下を認め，受診当日に顔色不良，口唇にチアノーゼを認めたため，病院の救急救命室に連れてきた。
バイタルサイン	心拍数175回/min（洞性頻脈），収縮期血圧60mmHg，呼吸数80回/min，体温36.6℃，SpO$_2$ 99%（room air）
身体所見	外見：ぐったりとして，顔色不良。頻呼吸，末梢冷感著明。肋骨弓下にわずかに陥没呼吸あり。聴診上エア入りは良好，収縮期雑音，ギャロップを聴取。肝腫大（6cm）あり

初期治療

静脈ラインをとり，初期治療を開始。まず，生理食塩液20mL/kgを急速注入して，重症細菌感染症を疑い抗菌薬CTX 200mg/kg/day，8時間ごとを開始した。

診断・治療経過

初期治療の輸液20mL/kg投与後に頻脈，血圧の変化は認めなかった。心原性ショックも鑑別に入れ，ポータブル胸部X線撮影，心エコーを同時に行った。胸部X線で心拡大，心エコーでは心機能の極端な低下を認めた。以上から急性心筋炎が疑われた。

循環器科にコンサルトし，急性心筋炎の診断となった．血液検査では，AST（GOT）71U/L，ALT（GPT）111U/L，LDH 1,045U/L，CPK 227U/L，CK-MB 317U/Lと高値．乳酸はECMO開始前に11mmol/Lまで上昇した．

来院3時間後にPICUに入室した．入室直後にケタミン，フェンタニルによる鎮静を用いて挿管を行い，中心静脈ラインの留置を行った．また鎮静薬投与後より血圧低下，徐脈，モニター上心電図波形の変化が出現したため，アドレナリン注射液（ボスミン®）の投与を開始し，開胸心臓マッサージを行いながら，ECMOを開始した．また心筋炎に対して，免疫グロブリン2g/kgの静脈投与を2日間行った．第3病日にはCHDFの導入を行った．第5病日にECMOのウィーニングを行い，第6病日にECMOの離脱，第7病日に閉胸術を行った．

髄液のPCRよりエンテロウイルスが検出され，エンテロウイルスによる劇症型心筋炎と診断された．長期にわたるミルリノンの使用を漸減し，退院前の心エコーではEF 50％と改善傾向を認めた．入院から2か月後に，自宅へ退院となった．抗利尿薬等の内服が継続され，外来で定期的なフォローが行われている．

ディスカッションポイント

1 ショックの種類とその見分け方

ショックは，「循環血液量減少性」「血液分布異常性（敗血症性，アナフィラキシー性）」「心原性」「心外閉塞・拘束性」の4つに大きく分けられる（①ER-❶12頁，表1参照）．

（1）心原性ショックの原因

上記の中で，心原性ショックは心筋機能障害に続発する不十分な組織灌流によって引き起こされる．一般的な原因には，先天性心疾患，心筋炎，心筋症，不整脈，敗血症，毒物や薬物中毒，外傷などによる心筋障害などが挙げられる[1]．

（2）心原性ショックの病態

著しい頻拍，体血管抵抗の上昇，心拍出量の減少を特徴とする．心原性ショックには連続した代償機序と病理学的機序を認める．まず心拍数と左室の後負荷が増加し，左室の仕事量と心筋の酸素消費量が増加する．そして末梢組織や内臓組織から心臓や脳へと血液を再分配するような代償機序により体血管抵抗が上昇する．心収縮力が低下するとともに，後負荷が増大するため，1回拍出量が減少する．静脈怒張が増加し，これにより中心静脈圧（右房圧）と肺毛細血管圧（左房

圧) が上昇する。さらに腎血流量の減少により体液貯留が生じる。そして，心筋機能障害，左室拡張末期圧上昇，左房圧上昇，肺静脈圧上昇，静脈緊張の増大，体液貯留が原因となり，肺水腫をきたす。左室と右室の拡張末期容積が増加し，肺静脈系や体静脈系にうっ血を引き起こす。また，肺静脈うっ血により肺水腫や呼吸仕事量が増加する。通常は，循環血液量は正常または増加する。しかし，新たな嘔吐や発熱があるウイルス性心筋炎の小児の場合などは，循環血液量が減少することもある[1]。

(3) 心原性ショックの徴候

頻呼吸，肺水腫に起因する呼吸努力の増加により陥没呼吸や鼻翼呼吸，呻吟を認める。また，循環に関しては，頻拍や低血圧，中枢の脈拍微弱，四肢の冷感を伴うCRTの遅延，肝腫大や頸静脈怒張などうっ血性心不全の徴候，チアノーゼ，皮膚の冷感（四肢が体幹より冷たい場合が多い），蒼白，まだら模様，発汗，意識レベルの変化，乏尿などがある[1]。

(4) 心原性ショックと他のショックの鑑別

一般的には，呼吸努力の増加によって，心原性ショックと循環血液量減少性ショックを区別することが多い。循環血液量減少性ショックは，quiet tachypnea（努力呼吸の増加を伴わない頻呼吸）を特徴とするが，心原性ショックの小児では，陥没呼吸，呻吟，呼吸補助筋の使用が明らかになる場合がある。

心原性ショックでは，肺水腫に続発して動脈血酸素飽和度の低下やチアノーゼが認められることがある。また，急速な輸液蘇生により，肺水腫が悪化し，心筋機能がさらに悪化し，酸素化不良や換気困難，心拍出量の低下を起こすことがある。

(5) 心原性ショックの治療

輸液は緩徐に行う必要があり，等張晶質液のボーラス投与を比較的少量（5〜10mL/kg）かつ緩徐（10〜20分間かけて）に行う。また，投与時は呼吸機能を頻回にモニターし，必要であれば輸液を繰り返す[1]。

2 子どもの心筋炎の症状と予後

小児の心筋炎は，稀であるが死亡率が高い疾患の1つである。軽症から劇症な経過をたどるものまで症状は様々である。

病因の多くはエンテロウイルス（特にコクサッキーウイルス），パルボウイルスB19，HHV-6などのウイルスによる。様々な症状を呈し，心筋炎に特異的なギャロップや肝腫大を呈さないことも多いため，診断は容易ではない。重症な経過をたどる劇症型心筋炎の有病率は不明であるが，急性心筋炎の約10〜38％を占めると言われている[2,3]。

1) 症状，身体所見

　最もよくみられる症状は呼吸症状である（32％）。年齢が低いほど割合は高い。10歳未満では47％と半数で認めるのに対し，10歳以上では19％と約5人に1人である。

　年齢ごとによくみられる症状は異なる。10歳未満で最もみられる症状は呼吸症状で，低血圧や川崎病様の症状などが続く。消化器症状は，年齢の低い小児ではしばしばみられる。10歳以上でよくみられる症状は胸痛や低血圧である。また，それぞれの症状の感度は低い（**表1**）[4]。

　最もよくみられる身体所見は呼吸窮迫，頻呼吸などの呼吸症状が68％，頻脈が58％，傾眠が39％と続く。肝腫大は36％，心雑音やギャロップは32％に認められる（**表2**）[4]。

2) 検査

　胸部X線では，心拡大，肺静脈うっ血，胸水がみられる（**表3**）[4]。心電図では，ST波・T波異常，軸偏位，心室肥大，ブロック，梗塞パターン，低電位，心房拡大を呈する（**表4**）[4]。胸部X線と心電図の感度はそれぞれ93％，55％であり，両方の検査をしていずれも異常がなければ心筋炎の可能性は低く，感度は97％と高い。

　また血液検査では，AST値が85％と最も感度が高い。心筋炎ではAST値の上昇がよくみられる。ある文献によれば39％にASTの高値がみられた。しかし

表1 心筋炎の年齢ごとの臨床症状（n＝31）

臨床症状	n（％）		
	10歳未満	10歳以上	計
呼吸症状	7（47）	3（19）	10（32）
消化器症状	2（13）	0（0）	2（7）
心血管症状	0（0）	9（56）	9（29）
循環不良症状	3（20）	4（25）	7（23）
川崎病様症状	3（20）	0（0）	3（10）
計	15（100）	16（100）	31（100）

（文献4より引用）

表2 初診時の身体所見（n＝31）

初診時の身体所見	n（％）
呼吸窮迫／呼吸の異常所見／頻呼吸	21（68）
頻脈	18（58）
嗜眠	12（39）
肝腫大	11（36）
異常心音／心雑音	10（32）
発熱	9（30）
低血圧	7（23）
蒼白	6（19）
浮腫／末梢冷感	5（16）
チアノーゼ／低酸素血症	3（10）

（文献4より引用）

表3 ▶ 心筋炎と心筋炎疑いで比較した胸部X線異常所見

	n (%)			P
	心筋炎 (n=16)	心筋炎疑い (n=15)	計 (n=31)	
心拡大	9 (56)	4 (27)	13 (42)	0.14
肺静脈うっ血	7 (44)	3 (20)	10 (32)	0.21
胸水	5 (31)	3 (20)	8 (26)	0.56
異常所見	11 (69)	6 (40)	17 (55)	0.08

（文献4より引用）

表4 ▶ 心筋炎と心筋炎疑いで比較した心電図異常所見

	n (%)			P
	心筋炎 (n=16)	心筋炎疑い (n=15)	計 (n=31)	
ST, T波異常	9 (60)	11 (73)	20 (67)	0.70
軸偏位	8 (53)	4 (27)	11 (37)	0.20
心室肥大	3 (20)	6 (40)	9 (30)	0.43
ブロック	5 (33)	2 (13)	7 (23)	0.39
梗塞パターン	1 (7)	1 (7)	2 (7)	0.60
低電位	1 (7)	1 (7)	2 (7)	1.00
心房拡大	1 (7)	1 (7)	2 (7)	1.00
異常所見	14 (93)	14 (93)	28 (93)	1.00

（文献4より引用）

AST値の上昇は心筋炎に特異的ではなく，川崎病や低灌流後，ウイルス感染症に伴っても上昇する（表5）[4]。

心エコーでは，心室の収縮期末，拡張期末の体積が増加し，EF低値，房室弁の逆流や一部の心室壁の動きの低下を認める[4]。

また血液検査による心筋逸脱酵素の測定は，心筋炎を疑う際には感度が低いため有効とは考えられていない。トロポニンのカットオフ値を0.052ng/mLとした場合，感度は71％で特異度は86％である[5]。

3) 診断

小児では，急性心筋炎のはっきりとした診断や治療のガイドラインはない。心筋炎の診断のゴールドスタンダードは1986年に心臓病理医によって提唱された病理組織のDallasクライテリアであり，「心筋の生検によって，冠動脈病変の虚血変化とは異なる，壊死と変性を伴う心筋の炎症浸潤を認めること」とされている[6]。生検は感度が低く，侵襲性が高いため，実際には臨床診断が行われる[7]。

心筋炎の可能性がある場合の診断は，病歴と身体所見，検査結果をもとに小児循環器の指導医によって診断される。心エコーでの異常は診断に必須ではない（表6）[4]。また心臓MRIが行われる機会も増えてきている[7]。

4) 予後

心筋炎の病態には，免疫や自己免疫の機序が関与していると考えられる。T細胞が心筋炎の進展に関与していると考えられている[8]。IVIGで治療した群と治

表5 ▶ 心筋炎(疑い)における血液検査結果(n＝31)(年齢ごとの正常値により正常・異常に分類)

	心筋炎			心筋炎疑い		
	平均値	範囲	異常(％)	平均値	範囲	異常(％)
AST(U/L)	66	44〜180	79	116	63〜168	92
ESR(mm/hr)	7	3〜28	50	16	6〜103	64
WBC($\times 10^3$/L)	10.8	7.6〜19.2	44	11.8	9.4〜13.4	27
ALT(U/L)	28	19〜108	40	48	29〜105	58
Hb(g/L)	122	104〜136	38	129	104〜142	47
乳酸(mmol/L)	2.0	1.3〜4.8	36	1.3	1.2〜1.6	14
BUN(mg/dL)	14.6	10.6〜22.7	25	13.7	8.9〜18.8	21
Cre(mg/dL)	0.67	0.48〜0.78	19	0.58	0.44〜0.90	7

(文献4より一部改変)

表6 ▶ 心エコーの異常所見(n＝30)

	心筋炎 (n＝15)	心筋炎疑い (n＝15)	計 (n＝30)	P
心機能低下, n(％)	13(87)	9(60)	22(73)	0.22
EF, 平均値±SD, ％	33.8±22.3	50.6±11.0		0.02
SF, 平均値±SD, ％	28.1±18.4	28.9±6.0		0.89
弁逆流, n(％)	14(93)	6(40)	11(37)	0.005
左室拡大, n(％)	8(53)	3(20)	11(37)	0.13
心嚢液, n(％)	6(40)	4(27)	10(33)	0.70
壁運動異常, n(％)	1(7)	0(0)	1(3)	1.00

(文献4より引用)

療しなかった群では，IVIGで治療しなかった群で有意に死亡率が高い[9]。

しかしながら，急性期と慢性期のEF(％)やECMOなどの循環サポートの必要の有無や予後に関して，有意差はない。また，WBCやAST，LDHなどの検査値やステロイド治療，心拍数や血圧などに関しても有意差はなかった。

診断11年後も心臓移植を受けることなく生存している割合は，劇症型心筋炎が93％に対し，急性心筋炎は45％である。劇症型心筋炎では積極的な治療が必要となる[3]。早期に診断し，ECMOを導入すると，生存率は50〜80％と高い[7)10)11]。生存早期の診断，専門施設への搬送，ECMOの導入が予後の鍵を握っている。

3 ECMOの適応

薬物療法に反応しない心原性ショックの小児で，ショックの原因を治療できる可能性がある場合は，機械的循環補助が有用となる場合がある．機械的循環補助により，心肺機能不全の基礎原因を治療しながら，心拍出量，酸素化，換気を一時的に維持できる[1]．

劇症型心筋炎の小児患者のうち，通常の治療で改善が得られない場合はECMOを考慮すべきである．ECMOは，悪化する呼吸と循環を助けることで，患者が回復するまで，あるいは心臓移植を受けるまでの橋渡しの役目を果たす．

劇症型心筋炎のECMO治療に関する成人の文献は多くみられるが，小児の研究は少ない．また急性心筋炎の治療で，ECMOの適応に関するガイドラインは現在のところない．

実際は，昇圧薬を使用してもショックが遷延する場合や，CPRを必要とする心肺停止，薬剤に反応しない循環・呼吸障害，不整脈コントロール不能などがある場合に使用していることが多い（図1）[12]．つまり，臓器不全，不整脈，循環不全の徴候がある場合はECMOの適応となる．

ECMOを必要とする劇症型心筋炎の小児患者において，適切な時期に使用された場合は63％が生存退院できる[13]．ECMOは腎不全，脳死，下肢虚血などの重篤な合併症との関連があるが，長期の生存率や退院後のQOLに関しては良い効果が得られていると言える[14]～[16]．

また成人の文献では，ECMO導入前の心肺蘇生，高乳酸値，頻回の輸血，腎不全，脳出血，消化管合併症，下肢の虚血，高ビリルビン値，MOFは，予後不良と言われている[17]．したがって劇症型心筋炎は，適切なタイミングでECMOを導入するかも含めて治療方針の決定がなされなければならない．

これは忘れるな！ Take-home message

- 心筋炎の診断は，病歴，症状，身体所見，検査より総合的に判断する
- 心筋炎を疑った場合は，胸部X線と心電図を行う〔両者に異常がなければ，心筋炎の可能性はかなり低い（感度は97％）〕
- 適切なタイミングでECMOを導入するかの治療方針を決定する

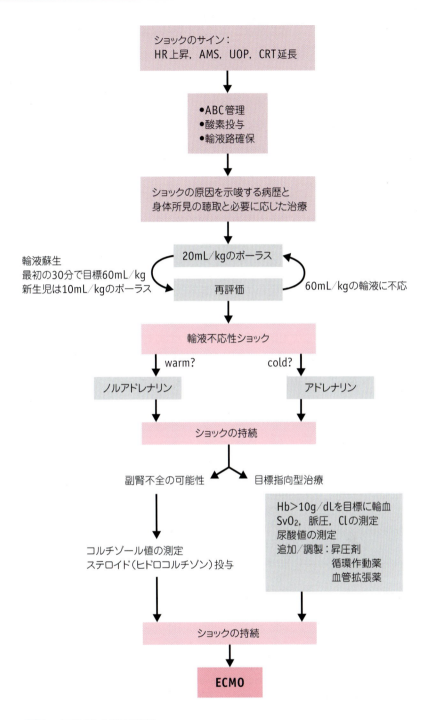

図1 ▶ ECMOの適応判断

（文献12より引用）

最終経過

　本症例は，筆者が小児科後期研修1年目の冬の当直中に経験した症例である。母親が児を抱きかかえて夜に救急室に飛び込みでやってきた。たまたまトリアージを通りかかり，児を見た瞬間，「重症かもしれない」と第六感が働いた。すぐに初療室に案内し，問診，身体診察，検査，ルート確保，輸液を行った。最初は重症sepsisなのではないかと思った。あとになってみると明らかであるが，そのときは肝腫大やギャロップに気づかなかった。

　ワークアップをしている途中で，病棟の当直だった小児科後期研修医が状態の悪い児をみて，急性心筋炎の可能性を疑った。彼は数日前にウイルス性髄膜炎で入院した際の担当医であった。退院時にわずかに収縮期雑音を聴取したような気がしたそうだ。

　輸液を行いながら，胸部X線撮影，心エコー検査を行い急性心筋炎が疑われた。急いで小児循環器医，PICU医に連絡をとった。実際にショックの診断の難しさ，急激に増悪する怖さ，そしてチーム医療の大切さを身に染みて感じた，とても印象深い症例の1つである。

　患児は現在2歳になり，身長，体重は－1SDまでキャッチアップできており，発達も進んでいる。心筋炎後心筋症，慢性心不全に対して内服薬を継続しており，定期的に心エコーを含めた外来フォローを行っている。

文献

1) American Heart Association：Pediatric Advanced Life Support. Guidelines for CPR & Emergency Cardiovascular Care.
   [https://eccguidelines.heart.org/index.php/circulation/cpr-ecc-guidelines-2/part-12-pediatric-advanced-life-support/]
   必読！ 読むたびに新しい発見がある。

2) Al-Biltagi M, et al：Circulating cardiac troponin levels and cardiac dysfunction in children with acute and fulminant viral myocarditis. Acta Paediatr. 2010；99(10)：1510-6.

3) McCarthy RE 3rd, et al：Long-term outcome of fulminant myocarditis as compared with acute(nonfulminant)myocarditis. N Engl J Med. 2010；342(10)：690-5.
   成人の劇症型心筋炎の長期予後に関する研究。

4) Freedman SB, et al：Pediatric myocarditis：Emergency department clinical findings and diagnostic evaluation. Pediatrics. 2007；120(6)：1278-85.
   心筋炎と診断された小児患者の救急室受診時の症状，身体所見，血液検査，心電図，心エコー所見などのreview。実際の診療に大変参考になる。

5) Soongswarng J, et al：Cardiac troponin T：a marker in the diagnosis of acute myocarditis in children. Pediatr Cardiol. 2005；26(1)：45-9.

6) Aretz HT, et al：Myocarditis. A histopathologic definition and classification. Am J Cardiovasc Pathol. 1987；1(1)：3-14.

7) Ghelani SJ, et al：Demographics, trends, and outcomes in pediatric acute myocarditis in the United States, 2006 to 2011. Circ Cardiovasc Qual Outcomes. 2012；5(5)：622-7.
   小児の急性心筋炎の疫学，トレンド，予後に関するレビュー。わかりやすくまとまっている。

8) Kawai C : From myocarditis to cardiomyopathy : mechanisms of inflammation and cell death, Circulation. 1999 ; 99(8) : 1091-100.

9) Kishimoto C, et al : Therapy with immunoglobulin in patients with acute myocarditis and cardiomyopathy : analysis of leukocyte balance. Heart Vessels, 2014 ; 29(3) : 336-42.
   成人の急性心筋炎患者を対象にIVIGで治療された群と治療されなかった群の予後の比較の研究。統計学的有意差を認めたが，急性期，慢性期ともに臨床的な有意差は認められなかった。

10) Nahum E, et al : Favorable outcome of pediatric fulminant myocarditis supported by extracorporeal membranous oxygenation. Pediatr Cardiol. 2010 ; 31(7) : 1059-63.

11) Lee EY, et al : Clinical features and short-term outcomes of pediatric acute fulminant myocarditis in single center, Korean J Pediatr. 2014 ; 57(11) : 489-95.
    ECMOの導入が必要となった成人の急性劇症型心筋炎のレビュー。生存者と死亡者で，疫学や検査結果，ECMOの使用期間，合併症に関してまとめられている。

12) Mendelson J : Emergency department management of pediatric shock. Emerg Med Clin North Am. 2018 ; 36(2) : 427-40.
    救急でのショックの対応がわかりやすくまとまっている。

13) Xiong H, et al : Clinical Outcomes in Pediatric Patients Hospitalized with Fulminant Myocarditis Requiring Extracorporeal Membrane Oxygenation : A Meta-analysis. Pediatr Cardiol. 2017 ; 38(2) : 209-14.
    ECMOを必要とした心筋炎の小児の生存率に関するメタアナリシス。

14) Cheng R, et al : Complications of extracorporeal membrane oxygenation for treatment of cardiogenic shock and cardiac arrest : meta-analysis of 1,866 adult patients. Ann Thorac Surg. 2017 ; 97(2) : 626-31.

15) Foley PG, et al : Limb ischemia during femoral cannulation for cardiopulmonary support. J Vasc Surg. 2010 ; 52(4) : 850-3.

16) Bisdas T, et al : Vascular complications in patients undergoing femoral cannulation forextracorporeal membrane oxygenation support. Ann Thorac Surg. 2011 ; 92(2) : 626-31.

17) Liao X, et al : Extracorporeal membrane oxygenation in adult patients with acute fulminant myocarditis : Clinical outcomes and risk factor analysis. Herz. 2017 Sep 12, Epub ahead of print.

———— 岸田みずえ

3 PICU

2 体循環狭窄病変による動脈管性ショックの管理

症例 日齢13の女児

主訴	呼吸循環不全
現病歴	正期産，特に合併症なく，日齢2にて退院。退院後よりミルクの飲みが悪く，かかりつけの小児科にかかるも，粉ミルクを変更するよう指示される。改善傾向なく，救急診療室を受診するも，脱水の所見なく，経過観察し週明けにかかりつけ医を受診するように指示された。本日，意識状態が悪化，呼吸が速く，チアノーゼが出現したことから，母親が小児病院のERに電話し，直ちにERを受診するように勧められた。自家用車にて，ERに向かっていたところ，ER到着3分前に，呼吸をしていないことに気づき，母親がCPRを開始した。ER到着後にもCPRは継続され，気管内挿管，アドレナリン（0.01mg/kg）は4回投与され，10分後に心拍再開を確認された。
家族歴	特記事項なし
バイタルサイン 蘇生後	心拍数165回/min，血圧55/32mmHg，呼吸数30回/min，SpO$_2$ 90（右手），体温36.0℃
身体所見 ICU入室時	鎮静下。大泉門開存，経口挿管，呼吸音異常なし，収縮性心雑音（III/IV, 3LSB），腹部平坦かつ軟，肝臓肥大2cm触知，下肢動脈触知せず。四肢末梢冷感あり。

初期治療

　敗血症も否定はできないため，血液培養を採取し，ABPC 50mg/kg静注（6時間間隔）とGM 4mg静注（24時間間隔）を開始した。同時に循環器コンサルト，心エコーが施行され，B型大動脈弓遮断（interrupted aortic arch；IAA）および心室中隔欠損が疑われた。PGE$_1$持続投与を0.05μg/kg/minにて開始し，その後0.1μgまで増加させた。また，エコーにて，EF 10〜15%と左心機能低下を認めた。ICU入室後，中心静脈，動脈ラインを留置し，ドパミン5μg/kg/min，CaCl 10mg/kg/hr持続点滴を開始した。

診断・治療経過

人工呼吸器設定をFiO$_2$ 21〜25％に変更し，SpO$_2$は80％前半でキープした。乳酸値は28と上昇しており，pH6.9，HCO$_3^-$ 5と代謝性アシドーシスを認め，低血圧のためアドレナリンの持続投与も追加された。循環器および心臓外科と協議した後，V-A ECMOを開始，その後24時間以内に乳酸アシドーシスは正常化された。入院後6時間後の心エコーで動脈管が開いていることを確認した。

ディスカッションポイント

1 診断のついていない体循環の狭窄性疾患

胎児診断のついていない高度の閉塞症例では，生後1か月以内にショックを呈し[1]，最悪の場合には自宅にて死亡してしまうこともある。動脈管閉鎖に伴うショック（ductal shock）であり，腹部や下肢への血流が減り，腎不全，壊死性腸炎などの末端臓器の障害に至る。

また，突然左心室に体循環の負荷がかかることで，左心室の機能低下，左房圧の上昇，さらに心原性肺水腫，卵円孔での左右シャントを生じる。身体所見としては，上下肢の血圧の差，および鼠径部での脈（femoral pulse）を触知できるかどうかが重要ではあるが，心機能が重度に低下している症例では，上肢でも血圧が触れにくいこともある。

治療としては，いち早くPGE$_1$投与を開始し，動脈管を開く必要がある[2,3]。同時に，ショックに対する輸液，カテコラミンの投与による治療を開始する。小児循環器医へのコンサルト，心エコーによる診断，および心機能の評価は重要であり，自院にて治療が困難な場合には，小児循環器施設への速やかな転送が不可欠となる。気管挿管および人工呼吸を行い，呼吸による酸素消費量の軽減を図る。心機能が著しく低下している場合もあり，気管挿管時，投与される鎮静薬の影響で，さらに心不全が進行する恐れもあり，薬剤の選択には注意を要する。フェンタニルやetomidateなど循環を保つ薬剤を選ぶべきあろう。提示した症例のようにECMOが必要な場合もある。ショックに対する治療の効果は尿量，乳酸，SvO$_2$，頭部および体幹のNIRS等でモニタリングを行う必要がある。また，腎や腸管の虚血による二次性臓器不全の発生に注意深く観察する必要がある。

術前管理の目標としては，Qp：Qsが1：1に近い状態を保つことである。酸素は，肺循環の血管拡張薬として知られており，酸素過剰投与は避けるべきである。SpO$_2$を75〜85％に保ちつつ，FiO$_2$をできるだけ21％に近づけるように

調整する。SpO$_2$が，90％を超えているような症例では，Qp：Qsが2以上となっており，pulmonary overcirculationによる心不全の悪化のリスクがある。

人工呼吸を行う場合，過換気および呼吸性アルカローシスは肺循環の血管拡張作用があるので，pH/PCO$_2$の正常化を目標とする。それでもなお，高乳酸値を伴う代謝性アシドーシスをきたす症例では，鎮静，筋弛緩を使い，低喚起（PCO$_2$ 40～50）に保ち，PVRを高く保つようにする[2]。

心原性ショックによる乳酸アシドーシスについては，心機能を保つため重炭酸ナトリウムによる補正も積極的に考慮する[2]。ただし，過度の補正はPVRが低下し，さらなる心不全をきたす可能性があり注意する。また，血圧も高すぎると動脈管レベルでの左右シャントが増えてしまうので，適宜，投与量の調整をする。治療初期は敗血症によるショックと見分けがつかないがために，まずは，血液培養等を提出した後に予防的に抗菌薬を開始することは妥当であろう。

体循環の狭窄疾患は，タイプ，年齢，その他の心臓内の構造異常により，その症状の出方および治療方針が異なってくる。

重度の狭窄では，新生児期に症状を呈し，動脈管の開存が，下肢への血流を維持するためには必要となる。胎児エコーの発展によって，重症な体循環の狭窄疾患の診断は格段に改善し，胎児診断がついている症例では，出生後直ちに，動脈管の開存のためPGE$_1$の持続点滴を開始し，ICUにて手術やカテーテル治療を待つことになる。自験例のように胎児診断のついてない症例ではPGE$_1$を開始後に，代謝性アシドーシスが正常化され，末端臓器の障害から回復したのちに，根治手術やカテーテル治療が行われる。表1[2,4～7]に疾患ごとの簡単な要約を示す。

表1 ▶ 動脈管性ショックをきたす疾患

大動脈弓離断症（IAA）	大動脈縮窄症	左心低形成症候群	重症大動脈弁狭窄症
CHDの1％	CHDの5～7％	CHDの1％	CHDの3～6％
AおよびB型（52～90％）が多い。VSDや左室流出路狭窄を伴うことが多い。	心室中隔欠損や二尖大動脈弁が伴うこともある。	左心室から大動脈弓にかけての低形成，僧帽弁，大動脈弁の狭窄または閉鎖。	二尖大動脈弁（70％）を伴うことが多い。
1期的根治がトレンドであるが，心機能が低下している場合には，術中の人工心肺による術後の低心機能も考慮しつつ，内科的治療により急性期を乗り切り，IAAにする大動脈の吻合＋PA bandingをまずは行い，2期的に根治をめざす方法のどちらかを選択する[2]。	同疾患をもつ女児の5～12％でターナー症候群を伴う[4,5]。Shone's complexは大動脈の狭窄病変に大動脈弁狭窄，パラシュート僧帽弁を伴う複合であり，慎重な手術計画が必要となる[6]。	新生児期にNorwood手術が行われる。狭小なASD，肺静脈の異常，三尖弁の逆流を伴うと予後不良である。近年は両側肺動脈絞扼術と，動脈管ステントまたはPGE$_1$持続投与によるhybrid stage I手術を行う施設も多い。乳児期にGlenn手術，幼児期にFontan手術と3期の手術が必要となる。	左心不全による左房拡大，肺静脈うっ血，肺高血圧をきたす。場合により，ECMOやballoon atrial septostomyが必要となることもある。左心室の大きさと，その他の左心系における狭窄病変の有無により，単心室修復（uni-ventricular）もしくはtwo-ventricular repairの選択をする[7]。

CHD：先天性心疾患

（文献2, 4～7を元に作成）

米国小児科学会および米国心臓協会の推薦[8]を受けて，2011年より全米の多くの州ではパルスオキシメーターを用いたcritical congenital heart disease screening (CCHD) を義務づけており，無症状ながら入院してくることも見受けられる（表2）。当症例では，スクリーニングは陰性であった。

表2 ▶ 米国小児科学会によるcritical congenital heart disease (CCHD) スクリーニング

- スクリーニングは生後24時間以降に行う
- 酸素飽和度（SpO_2）は，右上肢と，片方の下肢で測定する
- 下記の3つのケースで心エコーが必要
  1. いずれかのSpO_2が90％以下
  2. 右上肢SpO_2が94％以下で，下肢SpO_2も94％以下
  3. 右上肢と下肢のSpO_2の差が3％以上

（文献8を元に作成）

2 プロスタグランジン持続療法

胎児エコーなどで診断のついている患者であれば，0.02〜0.03μg/kg/分で開始する。当症例のようにショック状態であれば，0.05〜0.1μg/kg/分から開始し，エコーや血圧等を診ながら，動脈管が開くまで0.4μgまで増加させる。ECMOの症例では0.4μgくらいまで必要となることがある。

PGE_1の持続点滴にはしばしば副作用が伴うため，ICUにて呼吸循環のモニタリングが必要となる。約2割の症例にて，頻脈，皮下の血管拡張および浮腫，血圧低下等の循環系の副作用が認められる[9]。血圧が低下した場合には，PGE_1の投与量の減少や，輸液，昇圧薬による治療が必要となってくる。

次に頻度が18％と高い副作用は無呼吸である。無呼吸は2kg以下の新生児では約半数に見受けられる。無呼吸の予防のため，カフェインを予防的投与（10mg/kgボーラス投与後，維持量5mg/kg/day）しつつ，必要に応じて，気管内挿管および人工呼吸を行う。また，発熱を生じることもあり，敗血症との鑑別が重要で，血液培養，抗菌薬投与などが必要となる症例もしばしば見受けられる。

PGE_1の投与が長期にわたる場合には，PICCや中心静脈ラインなどの確実性の高い静脈アクセスの確保を考慮する。

3 DiGeorge症候群

　B型IAAに合併する頻度が高く[10]，その症例では手術後にCa補充療法が必要になることが多い．特に低カルシウム血症に伴う術後の低心拍出量症候群の発生には注意する．

　マイクロアレイもしくはFISH法による診断，遺伝科へコンサルトが勧められる．また，胸腺の低形成による免疫不全を伴うこともあり，移植片対宿主病の予防のため輸血製剤への放射線照射を実施するとともに，肺炎や敗血症などの感染症の発生にも注意すべきである．

これは忘れるな！ Take-home message

- ▶ 新生児のショックでは，敗血症のみならず，動脈管依存性のショックを鑑別診断に入れておき，必ずfemoral pulseをチェックする．身体所見やSpO$_2$などから，疑わしいケースでは，PGE$_1$を持続点滴で開始してから，心エコーを行う
- ▶ 患者の状態を安定させることを第一に，Qp：Qsを1：1に保つことを目標とし，人工呼吸器の設定によるPVRの調節，アシドーシスの補正，血圧の調整，および末梢臓器不全のモニタリングを行いつつ，心臓外科施設への搬送を考える

最終経過

　入院3日後にECMOより離脱．肝機能および腎機能も正常化した．頭部エコーにて左側脳内出血が認められたため，根治手術まで，PGE$_1$持続点滴を継続し，約4週間後に，IAAと心室中隔欠損（ventricular septal defect；VSD）の根治手術が行われた．術中，胸腺が確認されず，DiGeorge症候群が疑われた．術後経過は良好にて，1週間後に退院した．

文献

1) Strobel AM, et al：The critically ill infant with congenital heart disease. Emerg Med Clin North Am. 2015；33(3)：501-8.
   重症先天性心疾患をいかにして救急で拾うかを述べている．
2) Jonas RA：Management of interrupted aortic arch. Semin Thorac Cardiovasc Surg. 2015；27(2)：177-88.
   必読！ IAAについて，術前から術後までまとめてあるレビュー．

3) Kaza AK, et al：Left ventricular outflow tract obstruction：Coarctation of the aorta, interrupted aortic arch, and borderline left ventricle. Pediatr CritiCare Med. 2016；17(8 Suppl 1)：S315-7.

   必読！ 小児集中治療医は必読。左心系の閉塞疾患のレビュー。

4) Eckhauser A, et al：Turner syndrome in girls presenting with coarctation of the aorta. J Pediatr. 2015；167(5)：1062-6.

5) Wong SC, et al：The prevalence of Turner syndrome in girls presenting with coarctation of the aorta. J Pediatr. 2014；164(2)：259-63.

6) Shone JD, et al：The developmental complex of "parachute mitral valve," supravalvular ring of left atrium, subaortic stenosis, and coarctation of aorta. Am J Cardiol. 1963；11(6)：714-25.

   Shone's Complexの論文。

7) Rhodes LA, et L：Predictors of survival in neonates with critical aortic stenosis. Circulation. 1991：84(6)：2325-35.

   ボストン小児病院における重症先天性大動脈弁狭窄症の患者65人に対する後ろ向きコホート。Two-ventricular repairもしくはNorwood手術となった患者のエコーデータを解析。

8) Mahle WT, et al：Role of pulse oximetry in examining newborns for congenital heart disease：a scientific statement from the American Heart Association and American Academy of Pediatrics. Circulation. 2009；120(5)：447-58.

   AAPとAHAによる新生児のパルスオキシメーターを用いたCCHD screeningに関するステートメント。

9) Heymann MA, et al：Evaluation of alprostadil (prostaglandin E1) in the management of congenital heart disease in infancy. Pharmacotherapy. 1982；2(3)：148-55.

   古い論文ではあるが，PGE_1の合併症について述べている。

10) Mishra PK：Management strategies for interrupted aortic arch with associated anomalies. Eur Journal Cardiothorac Surg. 2009；35(4)：569-76.

　　　　　　　　　　　　　　　　　　　　　　　　　　　　　　　　　　　　　　木村　大

3 PICU

3 急性呼吸不全疾患への非侵襲性換気，高流量鼻カニューレ酸素療法の適応

症例 9か月男児

主訴	咳嗽と発熱
現病歴	35週0日で出生，出生児体重2,300g。NICUで経鼻CPAPを2日間だけ使用したが，気管内挿管歴はない。入院3日前から38〜40℃の発熱，湿性咳嗽が始まり，入院1日前からは哺乳力も弱っている様子であった。入院当日も4〜5時間に1回はオムツ交換が必要で，尿量はいつもと変わらない（母親の申告による）。下痢はしていない。日中にかかりつけの小児科外来を受診する。受診時，酸素飽和度は88%，呼吸数80回/min，CRTは4秒であった。脈拍は強く触れ，脈拍数は180回/min。鼻口マスクでの酸素投与（10L/min）が開始され近隣三次医療機関救急センターへ救急隊により搬送される。救急センターに到着後，直ちに酸素療法の継続，気管支拡張薬の吸入を受けるが，先述の呼吸状態は持続し，同施設内の集中治療科へコンサルトがなされ，緊急入室となる。
家族歴	4歳の姉（幼稚園へ通っている）が本児に先立って2日間の同様症状（発熱，咳嗽）があった。家族に喘息歴のある者，喫煙者はいない。ペットは飼っていない。
バイタルサイン	呼吸数70〜80回/min，SaO_2 90%（ノンリブリーザー鼻口マスクで酸素10L/min），脈拍数180回/min，血圧75/30（40）mmHg，CRT 5秒
身体所見	入院時体重8kg。呼吸は陥没呼吸，鼻翼呼吸あり。肺音は両側で減弱している。外から聞こえる呼気，吸気性喘鳴はないが聴診上は呼気性喘鳴と呼気の延長を認める。脈拍はよく触れる。心雑音なし。活気はないが，自発開眼しており，診察に対して，弱いが泣き声を上げる。四肢はよく動かしている。大泉門は平坦で拍動を触れる。髄膜刺激症状なし。腹部は平坦（最終哺乳は5時間前）。肝臓を1横指（約1.5cm）触れる。四肢体幹に皮疹や特記すべき所見なし。

診断・治療経過

入室後直ちに鼻腔の吸引，気管支拡張薬（アドレナリン，1：1,000濃度5mL）の吸入を3回（30分間に）行うが酸素飽和度や呼吸数，呼吸努力症状に変化はなし。SpO_2は依然90%前半。胸部単純X線では横隔膜ラインが第10肋間に位置し，平坦である。

160mL（20mL/kg）の生理食塩液の静脈急速点滴を施行し，脈拍数は160回/minに低下する。血圧は収縮期80，拡張期40，平均50mmHg，CRTは2秒に低下。その後採取した静脈血液ガスは，pH 7.25, pCO_2 55, HCO_3^- 28と軽い呼吸性アシドーシスを認めた。その他同時に血液培養，咽頭拭い液を提出しRSウイルス陽性の結果を得る。

依然呼吸状態に変化はなく，HFNC療法を開始（16L/min，100%酸素で開始）する。開始直後から酸素飽和度は95～97%，呼吸数は60回/minと改善する。肺音は改善するが，呼気性喘鳴は著明となる。

アドレナリンの吸入を再度HFNCデバイス経由で施行する（エアロネブ®，エアロジェン®など）。その後数時間かけて，呼吸努力は著明に改善し，3時間後には16L/min，50%酸素でSpO_2は96%，脈拍数120回/min，呼吸数45回/min。集中治療室入室2日目も呼吸状態は安定しており，徐々に酸素流量を減量する。

3日目には経鼻酸素0.5L/min，100%でSpO_2 97%を維持でき，その後，一般小児科病棟へ転床となった。

ディスカッションポイント

1 細気管支炎にHFNCの適応はあるのか

この命題についてはコクラン系統的レビューも実施されており，またこの数年良質な臨床試験もいくつか報告されている[1)～4)]。通常の酸素療法（つまり低流量の）とHFNCを救急外来等の非集中治療セッティングで比較検討したものがほとんどで，総酸素使用時間の短縮などのベネフィットが指摘されている。またNIVや気管内挿管などを実施する（必要となる）リスクも低下するのではとされている。

しかし，比較的軽症の患者群を多く含んでいるため，実際に集中治療を必要とするような患者に対する臨床的効果は「よくわからない」というのが本当のところである。また細気管支炎のようにself-limitedで，ほとんどの場合典型的な

経過をたどり数日で治癒改善する疾患に対する臨床効果を「どのようなアウトカムをもって」評価するべきかについては多くの議論がなされている。

そもそも細気管支炎は閉塞性の呼吸症状をきたすことが知られており，それによる換気障害，呼吸仕事量増加，無気肺や過膨張域の形成による換気血流比（V/Q）ミスマッチ，分泌物増加あるいは粘膜炎症による上気道の閉塞などが合併しうる非常に複雑な病態を呈する[5)6)]。

このような病態に対しHFNCを用いることで高濃度酸素供給，二酸化炭素のクリアランス，PEEP形成などによる呼吸仕事量の軽減，加温加湿による代謝代償の軽減が期待できる（表1）[6)]。ただ，このような生理学的利点が臨床的アウトカムとして患者に実際の利益をもたらすかについては「現時点では未知数である」と言っておきたい。

ここで次のことを再度肝に銘じておいてほしい。細気管支炎はあくまでself-limitedな疾患であり，数日の罹患期間を乗り越えればほとんどの場合自然と良くなるものである。言い方を変えると，HFNCはあくまでサポートであり治癒を促すものではないということである。したがって，過度にHFNCに頼ることなく，また心酔することなく，その利点と欠点を十分に理解した上で使用することをお勧めする。

表1 ▶ HFNCの利点，欠点

生理学的利点（可能性）	・鼻咽頭死腔の二酸化炭素のウォッシュアウト ・高濃度酸素供給 ・吸気レジスタンス，呼吸仕事量軽減 ・気道コンダクタンス，コンプライアンス改善 ・生理的代謝代償軽減 ・end-distending pressure付与
臨床的利点	・装着コンプライアンス ・経口摂食，投薬 ・鼻，口吸引 ・容易な脱装着 ・低リスク：長期装着による顔面変形 ・低い初期投資
欠点（可能性）	・気道，肺への圧計測が難しい ・気胸などのリスク，腹部膨満，嘔吐のリスク ・加温加湿による感染のリスク ・長期使用等によるコスト負担 ・必要な治療エスカレーションの見逃し

（文献6より引用）

2 他のNIV（HFNC以外）は考慮すべきか

現在NIVにはデバイス，モードともに数え切れないほどのものがあるため，ここでは，HFNCに一番似通った経鼻CPAPについて触れたい。

HFNCと経鼻CPAPの最も大きな違いは，その名の通り後者が「圧を供給すること」に比重を置いている点にある。HFNCは2L/kg/minの流量を付加したとしてもせいぜい4cmH$_2$O程度の咽頭圧（PEEPはもっと低いと予想される）しか付与することができない[7]。また長時間の搬送など，安定した酸素やガス供給が確保できない状況などにおいてはCPAPがまさる面も多々ある。

ただ，分泌物の吸引が難しい，そもそも使用あるいはセットアップの方法が煩雑であり，使用に慣れが必要であることなど，負の側面も多々ある。少なくとも現時点ではHFNCと経鼻CPAPについて細気管支炎患者を対象に比較検討した臨床試験は十分には存在しない[3)4)]。

繰り返すが，NIVの使用を考慮してもよいが，過度に信用をしないというのが落とし所である。またその優先順位（HFNCが有効でない場合に経鼻CPAPにするかどうか）については結論が出ていない状況である。現在いくつかのランダム化比較試験が進行中であり，その結果を待ちたいところである[8]。

3 いつ気管内挿管を考慮するべきか

HFNCを使用するに至った場合，いつでも気管内挿管の可能性があることを意識しておく必要がある。細気管支炎の患者の多くは低年齢の乳幼児であり，早産児や低出生体重児などの既往のある子どもも少なくない。気道内径が成人に比して比較的小さく，ほんの些細な分泌物の増加や気道粘膜の炎症浮腫の増悪により一気に症状の増悪をきたす可能性がある。

したがって，HFNCやNIVの適応を考えた時点で（それだけ重症ということなので），それらを開始したからといって安穏とするのではなく，状態が改善しない場合はどうするのか，また急速に増悪した場合にはどうするのかといった「バックアップ」プランを常に考えておく必要がある。

これは忘れるな！Take-home message

▶ 気管内挿管の準備，心構えを。そのために既往歴（特に気管内挿管歴）と解剖学的な挿管困難がないか必ずチェックしておく
▶ HFNCは治療ではなくサポートである

文献

1) Franklin D, et al：A randomized trial of high-flow oxygen therapy in infants with bronchiolitis. N Engl J Med. 2018；378(12)：1121-31.
   看護師を背景に持つリサーチナースの博士論文の仕事の一部。通常酸素療法とHFNCを比較。

2) Kepreotes E, et al：High-flow warm humidified oxygen versus standard low-flow nasal cannula oxygen for moderate bronchiolitis (HFWHO RCT)：an open, phase 4, randomised controlled trial. Lancet. 2017；389(10072)：930-9.
   文献1に加え，もう1つ豪州から。

3) Vitaliti G, et al：Randomized comparison of helmet CPAP versus high-flow nasal cannula oxygen in pediatric respiratory distress. Respir Care. 2017；62(8)：1036-42.

4) Milesi C, et al：High flow nasal cannula (HFNC) versus nasal continuous positive airway pressure (nCPAP) for the initial respiratory management of acute viral bronchiolitis in young infants：a multicenter randomized controlled trial(TRAMONTANE study). Intensive Care Med. 2017；43(2)：209-16.
   筆者はこのRCTに引き続きTRAMONTANE2(2L/kg/min vs 3L/kg/min)も実施，リクルートは終了(2018夏時点)。

5) Friedman JN, et al：Bronchiolitis：Recommendations for diagnosis, monitoring and management of children one to 24 months of age.
   [https://www.cps.ca/en/documents/position/bronchiolitis]
   必読！ カナダ小児科学会のポジションステイトメント。米国小児科学会のものよりも頻回にアップデートされる。

6) 川口　敦，他：小児の経鼻高流量療法の潜在的利点と欠点．日本小児科学会雑誌．2018；122(8)：1287-94.
   必読！ 生理学的特徴がよくまとまっている（自負）。

7) Milesi C, et al：High-flow nasal cannula：recommendations for daily practice in pediatrics. Ann Intensive Care. 2014；4：29. Published online 2014 Sep 30.
   流量によって咽頭圧がどう変わるのか，小児患者での唯一無二の根拠。

8) Ramnarayan P, et al：FIRST-line support for assistance in breathing in children (FIRST-ABC)：protocol for a multicentre randomised feasibility trial of non-invasive respiratory support in critically ill children. BMJ Open. 2017；7(6)：e016181.
   英国での大規模多施設研究の実施可能性試験結果。こういった臨床に即したデザインがありがたい。

——川口　敦

3 PICU

4 小児ARDSと人工呼吸器の管理

症例 4歳男児

主訴	嘔吐・発熱
現病歴	入院2日前から活気がなく，軽度の鼻閉，咳嗽あり。入院当日朝から繰り返す嘔吐（咳嗽を伴わない）と39℃の発熱。近医（クリニック）を受診し，髄膜刺激症状を認めたため，髄膜炎の診断で2時間後に総合医療機関へ転院となった。転院後抗菌薬の開始が速やかに行われ，一般小児病棟へ入室した。病棟入室直後，意識状態の悪化，頻脈，低血圧を認め，敗血症によるショックの診断で同院集中治療室へ入室となった。
家族歴・既往歴	最近保育園へ行き出した。Hibと肺炎球菌ワクチンは受けていない。入院歴や，そのほかに特記すべき既往歴，内服中の薬剤はない。
バイタルサイン	呼吸：喘鳴はなし。呼吸数50回/min。陥没呼吸，鼻翼呼吸あり。肺音は両側で減弱している。SpO_2 90%（酸素なし），ノンリブリーザー鼻口マスクにて酸素15L/minでSpO_2 92%。脈拍は微弱に触れる。脈拍数170回/min，血圧85/40（50）mmHg，CRT 5秒
身体所見（集中治療室入室時）	入院時体重15kg。心雑音なし。活気はないが，自発開眼しており，GCS 15/15。項部硬直を含む髄膜刺激症状あり。腹部は平坦（最終摂食は入室4時間前）。肝臓を1横指（1.5cm程度）触れる。四肢体幹に皮疹や特記すべき所見なし。

初期治療

集中治療室入室後，速やかに気管内挿管の準備，同時に計600mLの生理食塩液急速補液が行われる。補液後，脈拍は150回/分まで低下したが，CRTは変化なく4秒。

胸部単純X線では両側肺に浸潤影が認められるが，明らかな胸水貯留や気胸の所見は認めない。十分な事前酸素化，筋弛緩薬と鎮静薬投与を行った上で，気管

内挿管が行われた。気管内挿管は，途中80％台前半までSpO$_2$の低下を認めたが，その他は問題なく実施された。

人工呼吸器の初期設定はSIMV/PC，PIP 24cmH$_2$O，PEEP 10cmH$_2$O，FIO$_2$ 0.80とし，1回換気量は約90mLを確保でき，SpO$_2$は88〜90％となった。同時に動脈ラインと中心静脈ラインが留置される。

気道確保15分後の動脈血液ガスでpH 7.27，pCO$_2$ 46mmHg，HCO$_3^-$ 28mmHg，SaO$_2$ 87％。中心静脈血酸素飽和度は68％。気管内吸引をすると泡沫状ピンク色の分泌物が大量に引ける。

その後も換気は問題なく行えたが，酸素化の改善はみられない。気管内挿管4時間後，FIO$_2$ 1.0，PIP/PEEP 30/14mmHgでSaO$_2$は80％台前半となる。

診断・治療経過

酸素化改善を目的に，腹臥位や肺リクルートメント等を試みるが著変はなく，HFOVを開始する。FIO$_2$ 1.0，MAP 24cmH$_2$O，12Hzで開始30分後にはSpO$_2$は92〜93％を維持できるようになる。

その後2日間は一進一退という状況であったが，徐々に酸素化も改善し，入室3日目にはMAP 16cmH$_2$O，FIO$_2$ 0.40でSpO$_2$は95％を維持可能となる。同日返ってきた入院当日髄液培養，血液培養の最終結果は肺炎球菌陽性で，薬剤耐性を確認の上，CTRX 100mg/kg/day投与継続となった。入室5日目にはHFOVからSIMV/PCへ移行し，状態は安定していた。

しかし，入室7日目早朝から徐々に酸素化が悪化し，同時に頻脈と，気管吸引量の増加と色調の変化を認める。胸部単純X線では依然両側に広く浸潤影が広がっているが，著変は認められない。同日の気管内吸引物グラム染色ではグラム陽性球菌を認めた。

以上から，臨床上人工呼吸器関連肺炎（VAP）と判断し，VCM 60mg/kg/day，分4の静脈投与を追加した。

ディスカッションポイント

1 小児ARDS

ARDSという言葉を聞いたことのない読者はいないと思う。大雑把に言うと，他の臓器不全と同じように全身の炎症，それに伴う炎症性サイトカインあるいは好中球の臓器への集積による肺損傷とされる。

ここでは敗血症による多臓器不全の一臓器損傷として話を進めるが，実はこの病態の成り立ちなど，いまだにわかっていないことが山ほどある。病態や診断，定義については各文献を参考にして頂きたい[1)2)]。

2 バックアッププラン準備の重要性

すべての場合に言えることであるが，いつ何時，気胸，肺出血，無気肺，あるいはVAPなどのさらなる状態悪化が起こるとも限らない。少なくともECMOを含めた「バックアップのプラン」を考えておく。もし自施設で現状以上の治療ができないのであれば，それらが可能な他施設とコミュニケーションをとっておくことが必要である。極端な話，いったん酸素化や換気が許容以下のレベルしか維持できなくなってしまうと，患者を転院搬送するのも難しくなることがある。

3 呼吸ECMOの導入指標と適応

次にECMOについて少し触れたいと思う。ECMOの詳細については，③**PICU-❶**の項を参考にして頂きたい。ここでは敗血症性ショックによる循環動態維持のためのECMOではなく，ARDSや肺障害に対する「呼吸」ECMOについて述べたい。

「早期ARDSあるいは重症ARDSへの酸素化，換気補助を目的としたECMOが患者予後を改善するのか」という課題については，新生児，成人集中治療領域を中心に長年検討がなされている。実際に複数の多施設ランダム化比較試験が行われ，そのたびに現場は右往左往してきた歴史がある[3)〜5)]。しかし，現在に至っても，新生児を除く小児集中治療の対象となる患者群については良質な介入試験が存在しないのが実状である。以下は，あくまでこの事実を念頭に置いて話を進めたい。

もし呼吸状態の悪化に対して「ECMOの導入」を考える場合，どのような指標を考慮すればよいのだろうか。指標といっても「今はそこまで難渋していないが，今導入したほうが患者の予後が良くなる」「ここまで悪くなったらいつ何時急変し，通常の人工呼吸器管理では管理ができなくなるかわからず，高い死亡率が予期される」など，判断しなければならない状況は様々であろう。

また，各症例独自の「背景」も考慮する必要がある。たとえば，不可逆性の疾患を併発している（血液疾患など），神経学的予後の不良が予想される（先行する脳梗塞や出血など），敗血症による出血，過凝固傾向，過去の手術歴や解剖学的

な異常により頸部や鼠径部からのカニュレーションが困難である，などの技術的な問題を挙げることができる．つまりECMO導入のリスクとベネフィットについて多角的に観察し議論しておく必要がある[6]．

実際に生命予後や，ECMOの導入時期の予測を補助しうる指標として，OI (oxygenation index)やPaO$_2$/FIO$_2$(P/F)比などが評価検討されてきた．特にOIについては，酸素化と肺コンプライアンスの両方を代表する数字が含まれており，小児の呼吸不全患者の予後をよく反映するとされている[7]．しかし，ECMOの導入指標としての価値についてはいまだに賛否がある．

他にもSpO$_2$/FIO$_2$比やいわゆるICU重症度スコアなどが検討されている．繰り返すが，たいていの場合，読者の皆さんが対峙する状況は1つの数字で意思決定ができるほど単純ではないはずである．これらの知識を持った上で，丁寧にリスクとベネフィットを考えること，常に最善のバックアッププランを検討しておくこと，家族を含め医療従事者内でそれらについて十分に検討をしておくことが必要である．

4 VAPはいつでもやってくる

VAPの診断や病態については参考文献に説明を譲る[8]．ARDS患者では，ARDS以外で人工呼吸管理を要した患者に比してVAPの発生率が高いとされる．逆にVAPなどの院内肺炎自体がARDSを引き起こし，原因となることもある[9]．

本稿では，VAPの予防に対して抗菌薬の予防投与は推奨されていないこと，またVAPとARDSが双方向の関係であり，特にARDSからVAPをきたした場合は，その診断自体が困難であることを強調しておきたい．また細菌学的評価など診断方法についての詳細にはここでは触れないが，ARDSにVAPを併発した場合，生命予後などに与える影響は大きく，十分に予防を心がけるように努力をして頂きたい．

これは忘れるな！ Take-home message

- ▶ 敗血症にはARDSは「つきもの」である
- ▶ ARDSになったらプランA，プランBを常に用意しておく
- ▶ ECMOの導入基準は生体指標のみにあらず．リスクとベネフィットを理解しておく
- ▶ ARDSになったらVAPの評価観察を怠らない

最終経過

その後，酸素化維持のために人工呼吸器の圧設定を上げると，入室10日目にかけて酸素化，また胸部X線での肺異常陰影も改善した。入室7日目の気管内分泌物からはMRSAが最終的に同定されている。入室14日目には抜管し，その後HFNCを3日間使用し，17日目には集中治療室を退室となった。

文献

1) Force ADT, et al：Acute respiratory distress syndrome：the Berlin Definition. JAMA. 2012；307(23)：2526-33.
    必読！ ARDSのベルリン定義のオリジナル。どのような背景で新定義が作成されたのかも要確認。

2) Ware LB, et al：The acute respiratory distress syndrome. N Engl J Med. 2000；342(18)：1334-49.
    ARDSの病態が図表を使用して詳しく書かれている。

3) Mugford M, et al：Extracorporeal membrane oxygenation for severe respiratory failure in newborn infants. Cochrane Database Syst Rev. 2008 Jul 16；(3)：CD001340.
    成人についても同様のコクランレビューが出ている。

4) Peek GJ, et al：Efficacy and economic assessment of conventional ventilatory support versus extracorporeal membrane oxygenation for severe adult respiratory failure (CESAR)：a multicentre randomised controlled trial. Lancet. 2009；374 (9698)：1351-63.
    業界が騒然？ ひと安心？ したCESARトライアル。対象の選び方など批判は数知れず。

5) Combes A, et al：Extracorporeal Membrane Oxygenation for Severe Acute Respiratory Distress Syndrome. N Engl J Med. 2018；378(21)：1965-75.
    必読！ 待望の新スタディ，EOLIAトライアル。ECMOに生命予後改善のメリットはなかったとしているが，アウトカムの解釈が難しい。

6) Khemani RG, et al：Pediatric acute respiratory distress syndrome：definition, incidence, and epidemiology：proceedings from the Pediatric Acute Lung Injury Consensus Conference. Pediatr Crit Care Med. 2015；16(5 Suppl 1)：S23-40.
    必読！ 専門家パネルによる小児ARDSへの提言。

7) Trachsel D, et al：Oxygenation index predicts outcome in children with acute hypoxemic respiratory failure. Am J Respir Crit Care Med. 2005；172(2)：206-11.
    小児呼吸不全におけるOIの意義は？

8) Center for Disease Control and Prevention：Ventilator-associated Pneumonia (VAP). Healthcare-associated Infections.
    [https://www.cdc.gov/hai/vap/vap.html]
    VAPだけでなく，VAE (ventilator associated event) などの定義，文献がまとまっている。

9) Markowicz P, et al：Multicenter prospective study of ventilator-associated pneumonia during acute respiratory distress syndrome. Incidence, prognosis, and risk factors. ARDS Study Group. Am J Respir Crit Care Med. 2000；161(6)：1942-8.
    ARDSにおけるVAPの国際疫学データ。

川口　敦

3 PICU

5 壊死性筋膜炎

症例 10歳女児

主訴	発熱，嘔吐，下痢，右下肢腫脹・水疱形成
現病歴	右下肢に先天性リンパ管静脈奇形。その他は特に既往のない10歳女児。来院1日前より発熱，嘔吐，下痢を認め，その後元々ある右下肢の腫脹悪化および右下肢全体への水疱形成を認めた。来院日には右下腿の水疱が破裂し，ER受診。
バイタルサイン	ER受診時体温40.9℃，心拍数180回/min，血圧91/49mmHg，呼吸数55回/min，SpO$_2$ 97%（RA）
身体所見	体重53kg。意識状態：混乱しモニターやIVを引っ張っているが時折質問に回答。頭頸部：眼窩周囲浮腫，結膜充血，咽頭発赤，扁桃周囲点状出血および滲出液あり。胸部：呼吸音清明，頻呼吸および呼吸努力あり，頻脈あり，末梢の脈拍は微弱でCRT 6秒。腹部：膨満およびびまん性圧痛あり。皮膚：右下肢に中心部充血および末梢部暗灰色あり，ほぼ全体が水疱で被覆。右大腿に4×4cmの出血性潰瘍あり，軽度圧痛あり，右下肢脈拍触知あり。

初期治療

生理食塩液2Lをボーラス投与。CTRX 2g，VCM 15mg/kg，8時間ごとの投与。維持輸液の開始。酸素投与（HFNC 4L）開始。

診断・治療経過

入院時，白血球減少，血小板減少，白血球左方偏位（band 28%），肝酵素上昇（AST 315U/L，ALT 116U/L），腎機能悪化（クレアチニン1.26mg/dL，尿量減少），凝固異常（PT-INR 2.5，PRR 70），代謝性アシドーシス（pH 7.09，HCO$_3^-$ 11，BD 17mmol/L，乳酸11，SvO$_2$ 27%），炎症反応上昇（CRP 219mg/dL，

プロカルシトニン129 ng/mL)，低ナトリウム血症(Na 130 mmol/L)，低血糖(43 mg/dL)あり．

ICU入室後も発熱，頻脈，末梢循環遅延が継続し，上記検査所見と合わせて敗血症性ショック[1]の診断で，生理食塩液ボーラス1.5L追加，アドレナリン持続点滴投与が開始された．抗菌薬はVCM＋CFPM(2g，8時間ごと)へ変更，皮膚所見よりTSSのカバー目的(toxin合成阻害目的)でCLDM(1.5g，8時間ごと)追加となった．また凝固異常に対しビタミンKおよびFFPが投与された．

入室3時間でPICCライン確保，12時間でノルアドレナリン持続点滴追加，動脈ラインが確保された．その後も頻脈継続しボーラス輸液の追加および維持輸液を増量．その結果，呼吸努力が悪化し，呼吸サポートはHFNCへエスカレートされた．

入室2日目には横紋筋融解がみられ，尿のアルカリ化を開始．右下肢の発赤・腫脹・疼痛は股関節，会陰部，腹部，体側大腿まで広がり，造影CTにても壊死性筋膜炎が疑われた．同日ベッドサイドでデブリドマン施行．皮下組織の壊死が確認され，壊死部位の切除が行われた(図1)．手技に際し児は挿管され，ケタミンおよびフェンタニルでの鎮静・鎮痛が行われた．

入室5日目には昇圧薬フリーとなり，7日目に抜管となった．手術検体からの組織培養よりGAS(4+)およびMSSA(few)陽性となり(血液培養はすべて陰性)，抗菌薬はMPIPC(2.5g，6時間ごと)に変更，CLDMと合わせて最初のデブリドマンから3週間投与された．また，グラム陰性菌カバー(CFPM)は2週間継続された．

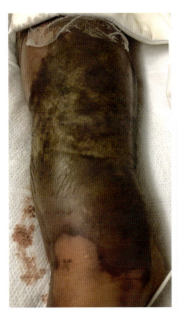
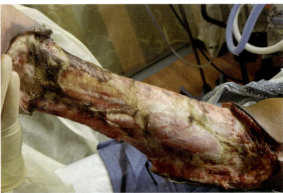

図1 ▶ デブリドマン前(第2病日)と2回目のデブリドマン後

ディスカッションポイント

1 劇症型GAS感染症

トキシックショック症候群（toxic shock syndrome；TSS）と壊死性筋膜炎（necrotizing fasciitis；NF）を合併することが稀ではない．本症例はGASに伴うTSSおよびNF typeⅡであった．起炎菌によるNFのタイプは**表1**[2]の通りで，typeⅡの特徴は，基礎疾患のない若年患者に起こり，起炎菌はGAS単体であることが多いが，黄色ブドウ球菌あるいは両者のこともある．典型的には四肢の皮膚にエントリーポイントがある．またNSAIDs使用との関連が認められている．

表1 起炎菌によるNFの分類

微生物種の種類	病原体	感染部位	合併症
typeⅠ（多菌種）	偏性・通性嫌気性菌	体幹および会陰	糖尿病
typeⅡ（単独菌属）	GAS	四肢	
typeⅢ	クロストリジウム属 グラム陰性菌 ビブリオ属 アエロモナス細菌	四肢，体幹および会陰	外傷 魚介類摂取（アエロモナス属）
typeⅣ	カンジダ種 接合菌綱	四肢，体幹および会陰	免疫抑制

（文献2より引用）

1）streptococcal toxic shock syndrome (STSS) の特徴

GASによるTSSは早期のショックと多臓器障害に特徴づけられる[3]．約半数で4時間以内に低血圧が起こり，抗菌薬，輸液，昇圧薬投与にて4～8時間以内に収縮期血圧が正常化するのは10％程度のみである．ほとんどのケースでショックが遷延し，臓器障害が進行する．

多臓器障害はショックに先行して起こることもある．半数近くのケースでARDSがみられ，人工呼吸が必要となることが多い．腎不全は48～72時間以内に発症し，透析が必要となることが多い．またDICに伴う凝固異常は入院時にみられることが多い．

本症例では，透析は要さなかったものの上記のすべてが認められた．感染経路は様々だが，前述の通り，皮膚の感染がエントリーポイントとなることが一般的である．

下肢が最も一般的な感染部位であるが，腹壁，鼠径部，肛門周囲が患部となることも多い．新生児では臍が最も一般的な患部である．NFを伴う場合，激しい局所痛が最もよくある初期症状である．

2) STSSの診断

表2にCDC Case Definition[4]を示す．急速な進行が特徴的で，発熱，下痢，嘔吐，腹痛および急速な敗血症性ショックの小児ではSTSSの可能性を疑うべきである．

表2 ▶ STSS症例の定義（1993年）

I．A群β溶血性連鎖球菌の分離
　A．正常では無菌部位（血液，脳脊髄液，腹腔液，組織生検標本）からの分離
　B．非無菌部位（喉，痰，腟など）からの分離
II．臨床症状の重症度
　A．低血圧：成人では最大血圧90mmHg未満
　　　　　　小児では年齢毎基準の5パーセンタイル未満
　B．以下の症状が2つ以上
　　1．腎機能障害，成人ではクレアチニン2mg/dL以上または各年齢における正常上限の2倍
　　2．血液凝固障害
　　　　血小板数100,000/μL以下または播種性血管内凝固
　　3．肝障害：AST，総ビリルビン値が年齢の上限の2倍以上
　　4．ARDS
　　5．びまん性紅斑（落屑を伴うこともある）
　　6．壊死性筋膜炎，壊死性筋炎，壊疽を含む軟部組織壊死

※：判定基準IAおよびII（AとB）を満たせば確診例とする．疾患のほかの原因が特定されない場合，IBおよびII（AとB）を満たせば疑診例とする． （文献4より引用）

2 NFの診断・治療

1) 診断

頻脈と発熱が低血圧と頻呼吸に次いで最もよくみられるバイタルサインの異常で，これらのバイタルサイン異常と皮膚発赤の組み合わせが，ほかの軟部組織感染からNFを診断する最も有用なスクリーニングである[2]．

感染部位には圧痛，硬結，壊死，出血性の水疱を認める．診断の遅れはより広範な手術，四肢切断のリスクの増加，高い死亡率につながるため，早期診断確立のための検査所見を基としたいくつかのスコアリングシステムが提示されている．その中の1つ「LRINECスコア」（表3）は重度の軟部組織感染から早期の壊死性筋膜炎を鑑別することに使われ，Wongらは，LRINECスコア6以上でNFの疑い，8以上で強い疑いとし，画像検査を勧めている[5]．

本症例ではスコア9であり入院時に画像検査をすることが妥当であったと考える。

スコアの内訳はCRP219（4），Na130（2），Cre1.5mg/dL＝132.6μmol/L（2），Glu43mg/dL＝2.39mmol/L（1）。クレアチニン値はわずかにカットオフ未満であるが，小児であることを考え，（＋）とした。

NFが疑われた場合，筋肉や筋膜の炎症および壊死の描出に関してMRIがCTに比べて正確である。超音波も現実的な選択肢であり，感染の範囲や性質などの有用な情報が得られる[2]。単純X線は感度や特異度は低いものの，組織内の空気（ガス産生）を検出できるためクロストリジウム感染の際には有用である。

表3 ▶ 壊死性筋膜炎のLRINECスコアリングシステム

変数		スコア
CRP（mg/L）	＞150	4
WBC（g/L）	＜15	0
	15～25	1
	＞25	2
Hb（g/dL）	＞13.5	0
	11～13.5	1
	＜11	2
ナトリウム（mmol/L）	＜135	2
クレアチニン（μmol/L）	＞141	2
血糖（mmol/L）	＜10	1

（文献5より引用）

2）外科治療のタイミング

外科的介入は可能な限り早期に行われることが望ましい[3]。初回デブリドマンのタイミングと範囲は，死亡率を規定する重要な因子である。発症から24時間以降に行われた場合は死亡率が9倍以上となり，範囲が十分でなかった場合，死亡の相対危険度は7.5倍上昇するとの報告がある[6]。壊死組織は循環の良い組織が現れるまで切除し，デブリドマンは初回施行から24時間後に繰り返されるべきである。激しい痛みと皮膚の変色，出血斑，浮腫，水疱は外科適応であり，意識障害，低血圧，白血球のband形成，代謝性アシドーシスを認めた場合は至急施行されるべきである。

本症例では入院2日目に画像検査および外科的介入が行われたが，身体所見および検査所見から，入院時点で外科的介入の適応があったと考える。

3）治療

管理のゴールは適切な抗菌薬と壊死組織の切除により毒素産生の源をコントロールし，輸液や昇圧薬によってショックおよび多臓器不全に対し積極的に対症療法を行うことである[3]。

著明なcapillary leakによって多量の輸液が必要になることが多く，早期に昇圧薬が必要となるが，末梢血管収縮作用のあるアドレナリン，ノルアドレナリンやバソプレシンは壊死組織への灌流を阻害するため慎重に使うべきである。

血管拡張作用のあるミルリノンを追加するのは有用であるかもしれない。

抗菌薬選択に関しては，TSSにおいてはGASとS. aureusの両方をカバーすることと，CLDMを加えることが推奨されている。invasive GASにおいてCLDMの追加で予後改善を認める報告がある[7]。

4) その他の治療（IVIG，hyperbaric oxygen）

IVIG製剤はStreptococcal exotoxinに対する中和抗体を含み，循環している毒素の中和効果がある。STSSに対するIVIGの死亡率減少の報告（成人）があるが[8]，現時点で成人でも報告があるだけで，エビデンスはない。米国小児科学会（AAP）は標準治療に不応のSTSSにIVIGを推奨している。高圧酸素療法（hyperbaric oxygen）の有用性の報告はあるがRCTはなく，こちらも現時点でエビデンスはない。

5) 抗菌薬中止のタイミング──プロカルシトニン（PCT）

The Surviving Sepsis Campaign International Guidelines for Management of Severe Sepsis and Septic Shock（2016）は，PCT測定は敗血症患者における抗菌薬治療の期間短縮に使ってもよいとしている[9]。

米国多施設研究のMOSES[10]では，重症敗血症または敗血症性ショックにおいて発症から4日時点でのPCT値減少が80％以下の患者群では，28日時点の死亡率が高い。

PCT 0.5以上を抗菌薬開始，ピーク値からの80％以上の減少または0.5未満を抗菌薬中止の指標として，ICUにおいて細菌感染症の疑われる術後でない患者の抗菌薬治療を行った多施設RCTのPRORATA trialでは，抗菌薬使用期間の短縮（2.7日）が認められ，標準治療群と比べて28日および60日死亡率の上昇を認めていない（非劣性試験）[11]。

本症例のPCT値は入室1日目129，2日目99，13日目0.2，20日目0.03と順調に下降したが，4日時点では計測していないので，4日目までに80％以上の下降を認めたかは不明である。

これは忘れるな！ Take-home message

- ▶発熱，下痢，嘔吐，腹痛および急速な敗血症性ショックの小児ではSTSSの可能性を疑う
- ▶TSSを疑ったらCLDMを追加。治療不応の場合IVIGも考慮
- ▶壊死性筋膜炎が疑われたら緊急外科コンサルトし，デブリドマンを行う
- ▶抗菌薬中止の指標に他の臨床所見と合わせてPCTを使ってもよい

最終経過

　壊死組織除去後は改善の一途を辿り、数回の追加デブリドマンが行われた後、非患側の大腿皮膚をdonor siteとし、分層皮膚移植（split-thickness skin graft）による患肢の再建が行われ、リハビリとともに歩行機能も改善している。初回デブリドマンから約3週間でPCTも陰性化し、抗菌薬の選択および投与期間も適切であったと考える。

文献

1) Goldstein B, et al：International pediatric sepsis consensus conference：definitions for sepsis and organ dysfunction in pediatrics. Pediatr Crit Care Med. 2005；6(1)：2-8.
   必読！　小児における敗血症の定義と分類。

2) Misiakos EP, et al：Current concepts in the management of necrotizing fasciitis. Front Surg. 2014；1：36.
   壊死性筋膜炎の管理に関する総説。

3) Nichols DG, et al：Roger's textbook of pediatric intensive care. 5th ed. Wolters Kluwer, 2016.

4) Breiman RF, et al：Defining the Group A Streptococcal Toxic Shock Syndrome. Rationale and consensus definition. JAMA. 1993；269(3)：390-1.

5) Wong CH, et al：The LRINEC (Laboratory Risk Indicator for Necrotizing Fasciitis) score：a tool for distinguishing necrotizing fasciitis from other soft tissue infections. Crit Care Med. 2004；32(7)：1535-41.

6) Mok MY, et al：Necrotizing fasciitis in rheumatic diseases. Lupus. 2006；15(6)：380-3.

7) Zimbelman J, et al：Improved outcome of clindamycin compared with beta-lactam antibiotic treatment for invasive Streptococcus pyogenes infection. Pediatr Infect Dis J. 1999；18(12)：1096-100.
   劇症型溶血性レンサ球菌感染症におけるCLDMの有用性。

8) Kaul R, et al：Intravenous immunoglobulin therapy for streptococcal toxic shock syndrome-a comparative observational study. The Canadian Streptococcal Study Group. Clin Infect Dis. 1999；28(4)：800-7.
   STSSにおけるIVIGの有用性。

9) Rhodes A, et al：Surviving Sepsis Campaign：International guidelines for management of severe sepsis and septic shock, 2016. Intensive Care Med. 2017；43(3)：304-77.
   必読！

10) Schuetz P, et al：Serial procalcitonin predicts mortality in severe sepsis patients：results from the multicenter procalcitonin MOitoring SEpsis (MOSES) Study. Crit Care Med. 2017；45(5)：781-9.
    米国、multicenter RCT、$n=858$、severe sepsis or septic shockにおいて4日以内にPCTが80％以上低下しないのは予後不良のサイン。

11) Bouadma L, et al：Use of procalcitonin to reduce patients' exposure to antibiotics in intensive care units (PRORATA trial)：a multicentre randomised controlled trial. Lancet. 2010；375(9713)：463-74.
    PCTに基づいた抗菌薬使用で死亡率や入院日数に影響を与えることなくICU患者の抗菌薬使用期間を短縮できる。

宮地麻衣

3 PICU

6 腹膜炎，腹部コンパートメント症候群

症例 3歳男児

現病歴	2日前より腹痛，入院当日より下痢・嘔吐が出現し，夕方当院ER受診。腹部エコーにて虫垂腫大およびその周囲に少量の腹水貯留を認めた。外科コンサルトされ，穿孔性急性虫垂炎の診断にて一般病棟に入院となった。抗菌薬（MEPM 60mg/kg/day），輸液を維持用量の1.5倍の投与速度で投与し，様子を見ていたが，頻脈のため生食20mL/kgを2回投与。血圧は維持されていた。その後も頻脈（心拍数180回/min）が続くため，代償性の敗血症性ショックの診断にて，ICU入室となった。
家族歴	特記事項なし
既往歴	特記事項なし
バイタルサイン	（ICU入室時）心拍数180回/min，血圧82/40mmHg，呼吸数56回/min，体温39.2℃
身体所見	苦悶様顔貌，努力呼吸，呼吸音正常，頻脈，腹部著明に膨満，下腹部に圧痛あり，下肢冷感，CRT 4〜5秒
検査所見	白血球数 $26×10^3 \mu L$（好中球86，桿状核球5），CRP 25

初期治療

　ICUにて，さらに生理食塩液20mL/kgを3回投与するも代償性ショック状態が継続するため，気管内挿管，人工呼吸管理，ドパミン5μg/kg/minの投与を開始した。中心静脈ライン，動脈ラインも留置された。尿量カテーテルを挿入するも，しだいに尿量が低下した。腹部膨満が進行し，皮膚も光沢が認められるようになった。無尿が2時間続き，人工呼吸のPIPが30と上昇，また血圧も80mmHgと低下を認めたため，膀胱圧を測定したところ24mmHgと上昇を認め，腹部コンパートメント症候群と診断した。

診断・治療経過

腹部エコーで著明な腹水貯留を認めたため，ベッドサイドでpigtailドレーンを挿入した。

ディスカッションポイント

1 腹膜炎

1) 病態・分類

　腹膜炎は，腹腔内局所炎症が白血球に富む滲出液を生み，腹痛，発熱，食思不振を起こし，細菌やその毒素がリンパ管を通って吸収され，全身的な多臓器不全を含む重症敗血症および敗血症性ショックから死へと進む進行性の疾患であり，それをくいとめるには効果的かつタイムリーな治療が重要である。

　腹膜炎は，急性または慢性，局在性と汎発性，一次性と二次性，細菌性と非細菌性とにわかれるが，最も多いのはある腹腔内の病態から生じた急性細菌性腹膜炎である。小児においては，感染した滲出液の広がりを抑える大網の脂肪組織が十分に発達しておらず，成人に比べ汎発性腹膜炎となることがより多い。

　de Ruiterらの起炎菌に関する報告[1]では，大腸菌をはじめとする複数のグラム陰性細菌が53％にみられ，特に下部消化管疾患で多く，逆に上部消化管疾患では少なかった。嫌気性菌は虫垂炎の78％でみられた。グラム陽性菌は早期には43％であるが，4週間のうちに87％まで増加した。カンジダは20％の患者で認められ，特に上部消化管疾患で多かった。

　小児の急性腹膜炎で最も頻度の高い原因は，急性虫垂炎である。また新生児においては壊死性腸炎である。その他，外傷，腸重積，消化管穿孔，結核なども原因となりうる。

　慢性腹膜炎は，HIVを伴う結核，腹膜透析中，肝硬変やネフローゼ症候群などでステロイド治療中の患者などの基礎疾患を持つ患者に生じやすい[2]。

2) 診 断

表1に急性腹膜炎と鑑別を要する，激しい痛みを伴い急性腹症をきたす疾患を示す．鑑別を進める上で，年齢と性別，症状が重要となってくる[3]．中でも，外科的処置を要する疾患は急性腹痛症例のうち少ないながらも，診断の遅れが合併症へ繋がりやすく，鑑別が重要となる[4]．

腹膜炎の診断は，腹痛およびその圧痛の所見，発熱や頻脈，時によくみられるイレウスや血管内脱水などに基づいた臨床診断が主となる．それを裏づけるものとして，白血球，CRP，プロカルシトニン，乳酸値，血液培養などの血液検査や，超音波検査やCTなどの画像検査による炎症や壊死所見，蘇生処置などの治療行為が挙げられる．

急性腹膜炎は致死となりうる疾患であり，常に緊急として治療にあたるべきである．小児においては，腹膜炎を疑った場合，注意深い観察と外科的処置への早期判断が重要である[2)5)]．

表1 ▶ 急性腹痛をきたす疾患

	重 症	軽 症
消化管閉塞	腸回転異常症/腸捻転 腸重積 鼠径ヘルニア嵌頓 内ヘルニアによる腸捻転 臍腸管遺残 腸管重複症 腸間膜嚢腫 癒着腸管閉塞（先天性もしくは術後） 異物による消化管閉塞 Hirschsprung病	
炎症/感染	虫垂炎 新生児壊死性腸炎（NEC） Meckel憩室炎 尿膜管遺残 膵炎 胆囊炎 炎症性腸疾患（潰瘍性大腸炎，Crohn病） 腸管破裂 骨盤内炎症性疾患（PID） 腹腔内膿瘍	肝炎 心筋炎/心外膜炎 Henoch-Schönlein紫斑病 ウイルス感染 胃腸炎 上気道炎 食物アレルギー 家族性地中海熱 尿路感染症
泌尿器および 婦人科系	精巣捻転 卵巣捻転 卵巣囊腫 子宮外妊娠	月経痛 尿路結石
その他	外傷 糖尿病性ケトアシドーシス 大網梗塞 腫瘍 鎌状赤血球性発作	腹部片頭痛

3) 治療・管理

　急性腹膜炎の管理においては，外科的処置の必要性にかかわらず，まずは生理食塩液もしくはリンゲル液の急速投与による血管内脱水の補正，絶食，鎮痛薬の投与，必要に応じ経鼻胃管と吸引，抗菌薬投与などを開始する。

　抗菌薬の選択としては，嫌気性菌ならびにグラム陽性・陰性細菌をカバーする抗菌薬として，カルバペネム系（MEPM 60mg/kg/day）もしくはβラクタマーゼ阻害薬の合剤（TAZ/PIPC 200〜300mg/kg/day）の単剤，もしくは，第3世代セファロスポリン（CTXもしくはCAZ 150mg/kg/day，CTRX 50〜75mg/kg/day）とMNZ（30〜40mg/kg/day）の混合療法が一般に選択される[6]。培養結果および治療効果を判断しde-escalationが可能か検討する。敗血症性ショックを呈している場合には，ドパミンやアドレナリンの持続投与や人工呼吸を開始する。外科的処置が絶対的治療となることが多く，早めに外科医に連絡をとる必要がある。

　外科的治療としては，腹腔内敗血症に対する感染巣のソースコントロールが大事であるが，患者の全身状態や，感染臓器などにより技術的に難しい症例も出てくる。そのような際には，ショック状態，低体温，凝固異常，出血などによる高い死亡率を回避するため，壊死組織の除去と感染巣に特化したダメージコントロール手術が第一選択とされる[2]。緊急開腹手術後には腹部コンパートメント症候群が28％で生じ，死亡率は52％にも上るため，開腹管理を考慮する[2)7)]。

2　腹部コンパートメント症候群

1) 病態

　腹部コンパートメント症候群（abdominal compartment syndrome；ACS）は，腹腔内圧が上昇することにより，循環不全，呼吸不全，腎障害など多臓器にわたる機能障害をきたす病態をさす。腹腔内圧の上昇に伴い腹腔内臓器への灌流圧が低下して，これらの臓器の虚血，うっ血，浮腫を生じる。

　腸管虚血は腸管粘膜障害をきたし，bacterial translocationによる敗血症，サイトカイン血症による循環動態の変化をもたらす。横隔膜は挙上し，無気肺および換気血流比（V/Q）ミスマッチ，胸腔内圧上昇をきたし，呼吸不全に至る。人工呼吸中の患者では最大吸気圧やプラトー圧の上昇がみられる。

　循環への影響としては，前負荷・後負荷・収縮力のいずれにも悪影響があり，心拍出量が低下する。特に，胸腔内圧の上昇に伴う圧効果による右心房への静脈還流低下，およびIAHがもたらす下大静脈の圧迫からくる静脈還流の低下，こ

れら2つの原因による前負荷の低下の影響が大きい。

　中枢神経系への影響としては，脳内の静脈うっ滞により，頭蓋内圧亢進が進み，脳灌流圧が低下する。腎臓へは，周囲からの圧迫，および心拍出量低下によって，血流量が低下する。そのため，早期に尿量低下をきたし，腎機能の低下，さらなる水分貯留を生じて，病態は悪化の一途をたどる。

　原因疾患としては，虫垂炎や腸管穿孔などによる腹膜炎，壊死性腸炎，外傷，出血，腫瘍などの腹腔内に病因がある一次性のものと，重症敗血症性ショックおよび多臓器不全，熱傷，ECMO，心不全などによる二次性のものがある[8]。特に小児では，PRISM Ⅲが17以上，腹部膨満，人工呼吸器でプラトー圧が30cmH$_2$O以上，低体温，高乳酸血症のある症例でACSを生じるリスクが高い[8]。

2）診断

　世界ACS学会（World Society of the Abdominal Compartment Syndrome；WSACS）による定義では，IAHは腹腔圧が＞10mmHgで，ACSはIAHに伴った新たな，または悪化する臓器不全である[9]。

　小児においては，それよりも低い腹腔圧であってもACSの病態を呈することがあり，経時的に圧をフォローすることが重要である。診断には腹腔内圧の測定が行われ，一般には尿道カテーテルによる膀胱内圧が用いられる。

3）治療・管理

　治療の目標としては，さらなる臓器不全およびACSへの進行を防ぐことである。内科的治療である経鼻もしくは経直腸チューブによる消化管減圧，下剤や浣腸による消化管内容物の減少を図る。

　蘇生の初期を除き，過度の水分投与を避け，その後は水分バランスに注意し，適宜，利尿薬や持続血液濾過透析を使用して，水分貯留を防ぐ。十分に鎮痛薬，鎮静薬を投与し，人工呼吸管理の患児では筋弛緩薬を投与して，腹壁のコンプライアンスの増加を図る。頭部挙上は腹腔内圧を上昇させることが知られており，ベッドは水平を維持する。内科的治療に失敗した症例では，早期にドレーン挿入，または開腹手術による減圧を図る[8]。

　減圧手術は臓器不全となる前に行われるべきであり，呼吸や循環などのパラメーターを改善し，死亡率を改善させる。また減圧術後は，筋層は縫合せず，創減圧療法（wound vacuum packing closure）を用いた開腹管理とし，ACSの再発を予防する[10]。閉腹は，腹腔のサイズが小さくなった後に行われるべきである。開腹管理中は，消化管皮膚瘻，腹腔内膿瘍などの合併症に注意する必要がある。

　小児のACSは，たとえ減圧が行われても死亡率が40〜60％と高い予後不良の疾患であり，早期に認識し治療にあたることが重要である[8]。

これは忘れるな！ Take-home message

▶ 急性腹症，腹膜炎症例では，局部および全身状態を頻繁に観察する必要があり，外科チームと密に連携して，タイムリーに手術が必要かどうかを見きわめる必要がある

▶ ACSのリスクが2つ以上ある症例では，初期症状の尿量低下に注意し，積極的に腹腔内圧を測定（＞10mmHg）して早期診断治療に備えるべきである。小児においては低圧でも生じることがあり，腹腔圧の経時的変化を見る必要がある

最終経過

その後，血圧は安定し，尿量も増加した。2日後に患児は人工呼吸から離脱し，3日後に一般病棟に転棟となった。

文 献

1) de Ruiter J, et al：The epidemiology of intra-abdominal flora in critically ill patients with secondary and tertiary abdominal sepsis. Infection. 2009；37(6)：522-7.
   急性腹膜炎の成人患者239例から採取した腹腔内培養結果をまとめた5年間に及ぶ前向きコホート研究。

2) Hadley GP：Intra-abdominal sepsis— epidemiology, aetiology and management. Semin Pediatr Surg. 2014；23(6)：357-62.
   必読！　良いレビュー文献。急性腹膜炎に対する外科系の診断，管理がよくまとまっている。

3) Baker RD：Acute Abdominal Pain. Pediatr Rev. 2018；39(3)：130-9.
   小児の急性腹痛について，小児科レジデント向けにまとめてある。

4) Saito JM：Beyond appendicitis：evaluation and surgical treatment of pediatric acute abdominal pain. Curr Opini Pediatr. 2012；24(3)：357-64.
   主に外科系疾患のレビュー文献。

5) Montravers P, et al：Therapeutic management of peritonitis：a comprehensive guide for intensivists. Intensive Care Med. 2016；42(8)：1234-47.

6) Solomkin JS, et al：Diagnosis and management of complicated intra-abdominal infection in adults and children：guidelines by the Surgical Infection Society and the Infectious Diseases Society of America. Clin Infect Dis. 2010；50(2)：133-64.
   米国感染症学会と外科感染症学会による腹部感染症に対するガイドライン。

7) Thomas S, et al：Outcomes in pediatric patients with abdominal compartment syndrome following urgent exploratory laparotomy. J Pediatr Surg. 2017；52(7)：1144-7.
   緊急開腹手術をした患者119例に対する後ろ向きコホート研究。術後に28％がACSを発症し死亡率は64％と，non-ACSの2％と比べ有意に高かった。

8) Thabet FC, et al：Intra-abdominal hypertension and abdominal compartment syndrome in pediatrics. A review. J Crit Care. 2017；41：275-82.
   小児ACSのレビュー文献。ロマリンダ大学のDr. Ejikeは小児ACSの分野での権威で，数多くの研究論文を出しており，それらをまとめたもの。

9) Kirkpatrick AW, et al：Intra-abdominal hypertension and the abdominal compartment syndrome：updated consensus definitions and clinical practice guidelines from the World Society of the Abdominal Compartment Syndrome. Int Care Med. 2013；39(7)：1190-206.

必読！ 世界ACS学会によるガイドライン。それぞれの診断，治療法について述べているが，大部分は成人のデータに由来するものであり，小児の部分はそれほど多くない。

10) Markley MA, et al：Pediatric vacuum packing wound closure for damage-control laparotomy. J Pediatr Surg. 2002；37(3)：512-4.

6例の小児患者（腹腔内敗血症5例，ACS1例）に対し，ダメージコントロール手術後の創減圧療法を3〜21日間（平均8日）行った。うち1例は術後早期に敗血症性ショックにて死亡したが，その他の患者は全員生存退院した。

〔木村　大〕

3 PICU

7 腎代替療法

症例 16歳女児

主訴	腹痛・発熱・意識障害
現病歴	胃不全麻痺および胃食道逆流疾患既往の女児。低血糖および脱水にてER受診。原病悪化が疑われ小児消化器科に入院。薬物療法によっても改善なく、入院7日目に胃空腸瘻造設術および胃電気刺激装置留置が予定された。手術前夜、バリウム経腸投与開始後より腹痛あり、手術台にてフェンタニルおよびミダゾラム投与後に、頻脈および発熱が認められ手術中止となった。その後一般病棟にて低血圧・意識障害が認められ、敗血症性ショックの診断でPICU転棟となった。
バイタルサイン	体温40.8℃、心拍数190/min、血圧61/33mmHg（生食1Lボーラス投与後）、SpO_2 100% on 2LNC（2L鼻カニューレ）、呼吸数19回/min、体重50kg
身体所見	全身状態：意識障害あり、頭頸部：瞳孔左右差なし、胸部：肺音清明、心雑音なし、腹部：圧痛あり、末梢：CRTは正常より短縮、反跳脈あり

初期治療

　転棟前よりボーラス輸液開始、入室直後にナロキソン投与も反応なく、末梢静脈路よりアドレナリン持続静注開始、1時間後にはバソプレシン持続投与追加、その後緊急挿管、ボーラス輸液が追加施行された。また入室直後に広域抗菌薬（CTRX, VCM, MNZ静注）およびヒドロコルチゾンを開始されている。その後、動脈ラインおよび中心静脈ラインを確保し、腹部骨盤造影CT施行（明らかな感染源なし）。

診断・治療経過

治療継続も循環動態安定せず，入室数時間で多臓器不全およびDICを合併し，翌日V-A ECMO開始。ECMO開始直前も呼吸器設定（FiO_2 50％，R16，PRVC 400mL，PIP 15〜20cmH_2O，PS 10cmH_2O，PEEP 5cmH_2O）のもと，酸素化・換気は保たれて胸部X線上も軽度の間質性陰影のみであったが，心機能が低下（EF 40→25％）し，代謝性アシドーシス悪化，肝酵素およびクレアチニン上昇，血小板低下，凝固延長も悪化し，ECMO開始の運びとなった。

入室後24時間以内に無尿となりECMO開始後も尿量回復せず，入室2日目にCRRT開始。また入室時血液培養が*Enterobacter cloacae*陽性となった。以後の血液培養は陰性であったが，ECMO開始後も多臓器不全が回復せず，ECMO 4日目にthrombocytopenia-associated multiple organ failure（TAMOF）の診断で血漿交換を計3回施行（1〜1.2 PV exchange with 3L of FFP）。

ECMO開始から約1週間の経過で全身状態が改善し，数日内でのECMO中止が予定されたところで，頻呼吸・$PaCO_2$低下あり，ECMO回路へのCO_2送気開始。その後，頻呼吸が悪化し，CO_2送気を中止。頻呼吸の一時的改善もおおむね継続したため，頭部CT撮影し，右側頭葉および頭頂葉実質に急性出血を認めた。この時点でECMOの抗凝固薬を中止し，同日ECMO終了（開始8日目）となった。

ディスカッションポイント

1 CRRT開始の目安

本症例では，無尿になってから約48時間でCRRTが開始された。ECMO開始前の水分バランスは＋6Lと10％以上のfluid overload（FO）で，ECMO開始後も無尿が続き，CRRT開始時点では入室からの積算で体重30％以上のFOを認めた。

小児におけるRRTの開始時期を検討したRCTは存在しないが，AKIまたはFOに対してCRRTが施行された小児においてCRRT開始タイミングとアウトカムの相関を調べた米国PICUにおける後向きコホート研究[1]では，早期開始群（ICU入室から5日以内）と比べて晩期開始群（6日目以降）で高い死亡率を認めた。また複数の研究でCRRT開始時点のFOが死亡率との相関を示している（表1）[2]。

成人のRCTでは結論は出ておらず，フランスにおけるKDIGO stage3 AKIを対象にしたRCT（AKIKI）[3]では，RRTの早期導入（stage3 AKI診断から6時間以内）と，晩期導入（ランダム化後K＞6，pH＜7.15，肺水腫，BUN＞112，

表1 CRRT開始時のFOと死亡率についての小児研究

著者	年	患者数および試験デザイン	転帰
Selewskiら	2011	113例，単施設，後ろ向き研究	ECMOを含む小児集中治療患者において，疾患の重症度スコアおよびほかの臨床因子とは関わりなく，FO増加は死亡率増加と相関。
Sutherlandら	2010	297例，多施設，前向き観察研究	疾患の重症度およびほかの臨床因子とは関わりなく，20％を超えるFOは死亡率増加と相関。
Hayesら	2009	76例，単施設，後ろ向き研究	疾患の重症度およびほかの臨床因子とは関わりなく，20％を超えるFOは死亡率増加と相関。
Goldsteinら	2005	116例，多施設，前向き観察研究	疾患の重症度およびほかの臨床因子とは関わりなく，20％を超えるFOは死亡率増加と相関。
Gillespieら	2004	77例，単施設，後ろ向き研究	疾患の重症度およびほかの臨床因子とは関わりなく，10％を超えるFOは死亡率増加と相関。
Folandら	2004	113例，単施設，後ろ向き研究	疾患の重症度スコアおよびほかの臨床因子とは関わりなく，FO増加は死亡率増加と相関。
Goldsteinら	2001	21例，単施設研究	疾患の重症度スコアとは関わりなく，CRRT開始時のFOは死亡率増加と相関。

（文献2より引用）

乏尿＞72時間のいずれかが起きるまでは開始しない）群において，60日死亡率に有意差を認めなかった。一方ドイツのRCT（ELAIN）[4]では，90日死亡率が早期RRT導入群（KDIGO stage2診断から8時間未満）が，晩期群（KDIGO stage3診断から12時間未満またはRRTなし）に比べて低かった。成人のseptic shock＋AKIにおける早期RRT導入の有用性を評価するRCT（IDEAL-ICU）[5]においても，早期群と晩期群で90日死亡率に有意差を認めていない。

これらの成人研究ではRRTのモードは特定されていない。透析のモード（間欠vs持続）を比べた2007年のコクランレビュー[6]では，両者における院内死亡率，慢性透析への移行，血圧低下に有意差を認めなかった。2012年KDIGO guideline[7]では，循環動態不安定またはICPが上昇している患者に対して持続透析を推奨している。

本症例ではCRRTから開始し，アンモニア値の改善が認められなかったことから途中ECMO下での間欠透析へと切り替えになったが，経過中脳出血をきたしICPの上昇を認めたため，平均動脈圧の厳格な管理のためCRRTへ再変更となった。その後，高アンモニア血症は改善したものの腎機能は回復することがなく，CRRT継続となった。

本症例ではFOが10％を上回ったECMO開始時点，またはECMO開始数時間後も尿量が回復しなかった時点でCRRTを開始するのが適切であったかもしれない。

2 敗血症における補液および昇圧薬

　過剰な生食（高Cl）投与による正の水分バランスや高CVP（＞8mmHg）と死亡率やAKI発生率の関連が報告されており[8)〜11)]，輸液不応患者への過剰輸液は控えることが好ましいと考える。
　また，敗血症性ショックの診断からノルアドレナリン投与開始までを評価した成人研究では2時間をカットオフに28日死亡率に有意差が認められ，投与開始が1時間遅れるごとに，死亡率が5.3％上昇した[12)]。

3 TAMOFにおける血漿交換について

　敗血症および多臓器不全患者に対する血漿交換使用に関するエビデンスは確立していない。American Society for Apheresisは血漿交換をexperimental treatment for sepsis and MOFと位置づけている。
　小児においては複数の後方観察研究でTAMOFにおける血漿交換の有効性が示唆されており[13)〜16)]，また早期導入においてより顕著な改善を認めている[13)14)16)]。TAMOFを発症した小児28症例のADAMTS-13活性の解析では，5症例で血漿交換施行され，標準治療群と比較しADMTS-13活性の改善を認めた[17)]。
　成人では敗血症における血漿交換の有用性を検討したRCTが存在するが，血漿交換群で28日死亡率低下の傾向を認めるものの，統計学的有意差には至っていない[18)]。
　本症例では血漿交換前のADAMTS-13活性は測定していないが，血漿交換開始から2週間後のADAMTS-13活性は正常であった。また開始タイミングは上記研究の早期導入のカットオフに当たる24〜30時間未満[13)14)]より遅く，ECMO開始4日目であったが，血漿交換後，多臓器不全の改善を認めた。

4 ECMO施行中の脳出血

　ECMO施行中の頭蓋内出血は，患者性別（女性），呼吸器導入期間，ECMO導入期間，フィブリノゲン減少，ヘパリンの使用，血清クレアチニン2.6mg/dL以上，透析使用，血小板低下と関連があり，ECMO施行中の脳梗塞はECMO開始前の乳酸値10mmol/L以上でオッズ比が高いとの報告がある[19)]。ECMO施行中はCushing三徴における血圧上昇，徐脈は観察しづらいため，本

症例では呼吸パターンの変化を認めた時点で速やかに頭蓋内病変を除外すべきであったと考える。ACTはおおむね160〜180で推移していた。

これは忘れるな！ Take-home message

- ▶ 輸液不応患者への過剰な輸液は控え，速やかに昇圧薬（ノルアドレナリン）を開始[8)〜12)]
- ▶ AKIに対してはFOが10%を超えたらCRRTの導入を考慮[1)2)]
- ▶ TAMOFに対しては血漿交換を考慮。導入する場合は早期のほうが臓器不全の改善が見込まれる[13)〜18)]
- ▶ ECMO中に呼吸パターンの変化を認めたら頭蓋内病変の除外を[19)]

最終経過

　　ECMO，CRRT，血漿交換にて多臓器不全改善も，ECMO離脱後，明らかな凝固異常なく脳出血を繰り返し，ECMO離脱から16日目に治療のwithdrawalにより永眠した。

文献

1) Modem V, et al : Timing of continuous renal replacement therapy and mortality in critically ill children. Crit Care Med. 2014 ; 42(4) : 943-53.
   米国単施設，後向きコホート研究。AKIまたはFOにおけるCRRTの開始タイミングとアウトカムの相関（$n=190$，原疾患は様々で敗血症は46%。ECMOは除外）。

2) Bridges BC, et al : Pediatric renal replacement therapy in the intensive care unit. Blood Purif. 2012 ; 34(2) : 138-48.
   CRRT開始時点でのFOとアウトカムの相関。

3) AKIKI Study Group : Initiation strategies for renal-replacement therapy in the intensive care unit. N Engl J Med. 2016 ; 375(2) : 122-33.
   必読！　フランス，多施設RCT，$n=620$，KDIGO stage 3 AKI with MV, and/or vasopressorsに対するRRT開始タイミングで死亡率に有意差なし。

4) Zarbock A, et al : Effect of early vs delayed initiation of renal replacement therapy on mortality in critically ill patients with acute kidney injury : The ELAIN Randomized Clinical Trial. JAMA. 2016 ; 315(20) : 2190-99.
   KDIGO stage 2以上のAKIに対するRRT開始は早期群で死亡率が低い。ドイツ，単施設RCT，$n=231$。

5) Barbar SD, et al ; for the IDEAL-ICU Trial Investigators and the CRICS TRIGGERSEP Network : Timing of Renal-Replacement Therapy in Patients with Acute Kidney Injury and Sepsis. N Engl J Med 2018 ; 379 : 1431-42.

6) Rabindranath K, et al：Intermittent vs continuous renal replacement therapy for acute renal failure in adults. Cochrane Database Syst Rev. 2007 Jul 18；(3)：CD003773.

ARFに対する間欠透析と持続透析の比較。院内死亡，慢性透析への以降，血圧低下イベントにおいて両者に有意差なし。

7) KDIGO clinical practice guideline for acute kidney injury；Kidney Int Suppl 2012；2：1-138.

必読！

8) Boyd JH, et al：Fluid resuscitation in septic shock：A positive fluid balance and elevated central venous pressure are associated with increased mortality. Crit Care Med. 2011；39(2)：259-65.

敗血症性ショックにおける水分バランスおよびCVPと死亡率の関連。割り付けから12時間，4日の時点での水分バランスで4群に分けて28日死亡率を解析。割り付け12時間後のCVP＞12mmHgも死亡リスク。

9) Acheampong A, et al：A positive fluid balance is an independent prognostic factor in patients with sepsis. Crit Care. 2015；19：251.

敗血症で生存者と非生存者の間で水分バランスに有意差あり（13±19mL/kg vs 29±22mL/kg）。

10) Marik PE：Iatrogenic salt water drowning and the hazard of high CVP. Ann Intensive Care. 2014；4：21.

必読！　過剰な生食投与によるCVPの上昇（＞8mmHg）はAKIのリスクを上昇する。

11) Raghuna, et al：Association between the choice of IV crystalloid and in-hospital mortality among critically ill adults with sepsis. Crit Care Med. 2014；42(7)：1585-91.

生食とリンゲルの比較。

12) Bai X, et al：Early versus delayed administration of norepinephrine in patients with septic shock Crit Care 2014, 18(5)：532-39.

敗血症性ショックの診断からノルアドレナリン投与開始時間が2h＞と2h≦の群で28日死亡率に有意差あり。

13) Mei Chong, et al：Use of therapeutic plasma exchange during extracorporeal life support in critically ill cardiac children with thrombocytopenia-associated multi-organ failure. Front Pediatr. 2017；5：254. Published online 2017 Dec 1.

米国単施設，後ろ向き解析，2006～2015年，平均年齢0.6歳。ECMO中のTAMOFにおける血漿交換。

14) Yu Kawai, et al：Therapeutic plasma exchange may improve hemodynamics and organ failure among children with sepsis-induced multiple organ dysfunction syndrome receiving extracorporeal life support. Pediatr Crit Care Med. 2015；16(4)：366-74.

アメリカにおけるレジデント・フェローの研究！

15) Sevketoglu E, et al：Use of therapeutic plasma exchange in children with thrombocytopenia-associated multiple organ failure in the Turkish thrombocytopenia-associated multiple organ failure network. Pediatr Crit Care Med. 2014；15(8)：e354-9.

トルコ，敗血症によるTAMOFの小児42症例（血漿交換15症例，標準治療27症例），後方観察。28日死亡率は標準治療群にて，血漿交換群に比べて高い傾向を認めた（70.37％ vs 26.67％）が，PELOD，OFI，PRISM等での両群補正後は統計学的有意差なし。

16) Qu L, et al：Outcomes of previously healthy pediatric patients with fulminant sepsis-induced multisystem organ failure receiving therapeutic plasma exchange. J Clin Apher. 2011；26(4)：208-13.

既往がない小児の敗血症による多臓器不全に対し，血漿交換は特に多臓器不全の早期に導入した場合に有効かもしれない。$n=11$。

17) Nguyen TC, et al：Intensive plasma exchange increases a disintegrin and metallo-protease with thrombospondin motifs-13 activity and reverses organ dysfunction in children with thrombocytopenia-associated multiple organ failure. Crit Care Med. 2008；36(10)：2878-87.

血漿交換前後のADAMTS-13活性比較。

18) Busund R, et al：Plasmapheresis in severe sepsis and septic shock：a prospective, randomised, controlled trial. Intensive Care Med. 2002；28(10)：1434-9.

2002年ロシアにおけるRCT，$n=106$。
敗血症または敗血症性ショックにおいて28日死亡率は血漿交換群33.3％，標準治療群53.8％であったが，multiple logistic regression後は統計学的有意差なし。

19) Sutter R, et al：Acute neurologic complication during extracorporeal membrane oxygenation：A systematic review. Crt Care Med. 2018；46(9)：1506-13.

〔宮地麻衣〕

3 PICU

8 循環作動薬抵抗性ショックとコルチコステロイド

症例 9歳女児

主訴	多呼吸
現病歴	3日間の発熱・咳嗽および本日よりみられる多呼吸を主訴に来院した。救急外来で肺炎と診断され，血液培養採取およびCTRX 50mg/kgの投与後に一般病棟に入院した。しかし入院して数時間で，低血圧および意識レベルの低下を認めたためPICUに転棟することになった。PICU入室までの間に乳酸リンゲル液40mL/kgが投与された。
既往歴	4か月前に微小変化型ネフローゼ症候群と診断された。経口ステロイドによる治療で寛解し現在は無投薬で外来経過観察中。
バイタルサイン	（PICU入室時）体温39.1℃，心拍数160回/min，血圧72/34mmHg，呼吸数36回/min，SpO$_2$ 94％（マスクで酸素8L/min）。
身体所見	（PICU入室時）痛み刺激で唸り声を出し開眼する。中等度の努力呼吸あり。右肺に湿性ラ音を聴取し，左肺に比べ呼吸音が低下している。心音は整でギャロップを聴取しない。肝脾腫を認めない。末梢は冷たく毛細血管再充満時間は4秒。皮疹なし
血液検査所見	（PICU入室時）動脈血液ガスpH 7.30，PCO$_2$ 36mmHg，PO$_2$ 70 mmHg，BE－8，乳酸3mmol/L，Hb 11.2g/dL，血糖46mg/dL

初期治療

　気管挿管の準備を指示し，末梢静脈路から乳酸リンゲル液20mL/kgのボーラス投与を開始し，10％ブドウ糖2.5mL/kgも投与した。同時に，末梢静脈路をもう1本確保してアドレナリンを0.1μg/kg/minで開始し，0.2μg/kg/minまで増量した。10分後，HR 154回/min，BP 84/40mmHgとなった時点で気管挿管を行い，人工呼吸管理を開始した。

診断・治療経過

人工呼吸開始後すぐに中心静脈ラインを確保した。追加で乳酸リンゲル液20mL/kg投与し、アドレナリンを0.3μg/kg/minまで増量しても、末梢は冷たくCRTは4秒、HR 156回/min、BP 76/36（49）mmHg、中心静脈圧（CVP）6mmHg、上大静脈血酸素飽和度（ScvO$_2$）62%、乳酸値4mmol/Lとショックから離脱できない状態であった。

ノルアドレナリンを追加して0.3μg/kg/分まで増量したが、血圧80/40（53）mmHg、CVP 8mmHg、灌流圧［平均動脈圧（MAP）−CVP］47mmHgと低迷し、乏尿の状態が続いたため、ヒドロコルチゾン（HC）の投与を100mg/m^2/dayの量で開始した。3～4時間後から血圧の上昇、心拍数低下、末梢循環の改善を認め、その後数時間のうちにノルアドレナリンを漸減中止、アドレナリンも速やかに0.1μg/kg/minまで減量できた。入院時の血液培養でグラム陽性球菌が検出され、痰のグラム染色ではグラム陽性双球菌が認められた。

PICU 2日目。解熱してショックから離脱し利尿も得られていたが、肺炎・敗血症に伴うARDSと強い努力呼吸のため、筋弛緩薬の投与も含めた肺保護換気が行われた。高いPEEPもありアドレナリンは0.1μg/kg/minで継続した。高血糖に対してインスリン持続投与を要した。

PICU 3日目。血液培養・痰培養ともに肺炎球菌陽性で、ABPCに感受性であったため抗菌薬治療をCTRXからABPC（100mg/kg/回を6時間ごと）に変更した。

PICU 4日目。アドレナリンを終了しても循環動態は安定しており、HCの投与を中止した。インスリン持続投与も終了できた。

ディスカッションポイント

1 敗血症性ショックに対する初期対応

敗血症性ショックの患者では、小児敗血症性ショック初期治療アルゴリズム2016[1]やACCMのガイドライン[2]にあるように、早期の①積極的な輸液、②抗菌薬投与、③（輸液不応性ショックの場合には）循環作動薬投与が重要である（**総論7頁，図1，①ER-❶12頁，表1参照**）。

中心静脈路を確保するために循環作動薬投与が遅れるべきではなく、末梢静脈路から投与を開始する。また酸素需要の軽減または循環サポートのため早期の人工呼吸管理が必要となることがあるが、重症例では、初期蘇生輸液や循環作動薬

による循環のサポートが十分でない状態で鎮静・挿管を行うと，血圧低下から心停止に至ることすらあるので，注意が必要である。

2 カテコラミン不応性ショックへの対応

十分な量の循環作動薬（アドレナリン0.3μg/kg/分）でもショックを離脱できない場合を「カテコラミン不応性ショック」と呼ぶ[1)2)]。低血圧の有無，warm shockなのかcold shockなのか，心収縮不良の有無，貧血の有無，$ScvO_2$の値などを多面的に評価する。それらの指標から，CIとSVRが高いのか低いのかを総合的に判断し，問題点に応じて循環作動薬の追加・変更・増量などを行い，灌流圧（MAP－CVP）の正常化，$ScvO_2＞70\%$，CI $3.3\sim6.0$ L/分/m^2 を目標としショックからの離脱をめざす。

ここで注意したいのは，診察によるショックの分類であるwarm shock/cold shockは，それぞれSVRが低い/高いことと同義ではないということである[2)]。臨床的にcold shockと判断された小児の66％で，実はSVRが低かったという報告がある[3)]。本症例ではcold shockであったが拡張期血圧と$ScvO_2$が低いことから，SVR（とCI）が低い状態と判断し，ACCMガイドラインに則ってノルアドレナリンを加えた。

また，陽圧人工呼吸を行っていたため，前負荷を保つために平均体循環充満圧を上げる必要があったとも言える。ノルアドレナリンを加えることで拡張期血圧（そして結果として冠動脈灌流圧も）を十分に保つことができたが，CIが低いと判断すればドブタミンやミルリノンなどを加えることも選択肢となったであろう（総論7頁，図1，および①ER-❶12頁，表1参照）。

3 敗血症性ショックに対するステロイド投与の是非

カテコラミン不応性ショックに対するステロイド投与の是非については，いまだ議論のあるところである[4)]。多くの集中治療医が「ステロイド投与によって恩恵を受ける特定の小児患者がいる」と信じている一方で，ステロイド投与の有用性を示す質の高い研究はなく，動物実験や成人の研究で血圧の早期安定化や循環作動薬の減量に役立つという報告があるにとどまる[5)]。ACCMガイドラインでは，絶対的副腎不全のリスクがある場合にHCを投与してもよいと推奨されている[2)]。

一方，日本版敗血症診療ガイドライン2016では，成人において「ショックの離脱を目的として低用量ステロイド（HC）を投与することを弱く推奨」している

ものの，小児においては「標準治療としてはステロイドを投与しないことを弱く推奨する」となっている[1]。

本症例では，最近になって長期のステロイド治療を終了したことや，PICU入室時の低血糖などから，副腎不全の可能性があると考えHCの投与を行った。

これは忘れるな！ Take-home message

- ▶敗血症性ショックの治療の基本はあくまで「早期の①積極的な輸液，②抗菌薬投与，③（輸液不応性ショックの場合には）循環作動薬投与」である
- ▶カテコラミン不応性ショックでは，低血圧の有無，warm shockなのかcold shockなのか，心収縮不良の有無，$ScvO_2$の値などから，CIとSVRの高低を総合的に判断し，問題点に応じて循環作動薬の追加・変更・増量などを行う
- ▶敗血症性ショックの標準治療としてはステロイドを投与すべきではないが，カテコラミン不応性ショックでかつ副腎不全のリスクがあれば，ステロイド投与が考慮される。ただし，及ぼしうる害を個々の患者で常に意識する

最終経過

　PICU 7日目。抜管要件を満たしたため，抜管した。抜管後，多呼吸がみられ咳も弱いことから横隔膜をはじめとする呼吸筋の筋力低下が疑われた。HFNCによる呼吸補助を5日間要した。

　本症例では，ステロイドの使用が，高血糖や筋力低下の一因となった可能性がある。現時点では，敗血症性ショックにおけるステロイドの投与については，個々の患者で必要性を判断せざるをえないが，ステロイドの有害作用を十分に考慮する必要がある[4]。ステロイド投与によって恩恵を受ける特定の患者層を探す試みがなされており[6]，今後も続けられるであろう。

文献

1) 西田　修，他：日本版敗血症診療ガイドライン2016. 日集中医誌. 2017；28：S1-232.
　　必読！　網羅的でボリュームもあるが，少なくとも小児の項は参照されたい。
2) Davis AL, et al：American College of Critical Care Medicine clinical practice parameters for hemodynamic support of pediatric and neonatal septic shock. Crit Care Med. 2017；45(6)：1061-93.
　　必読！　推奨だけでなく，病態生理などもよく説明されており勉強になる。

3) Ranjit S, et al：Multimodal monitoring for hemodynamic categorization and management of pediatric septic shock：A pilot observational study. Pediatr Crit Care Med. 2014；15(1)：e17-26.

　　小児敗血症性ショックにおいて，身体所見によるショックの分類（warm shockなのかcold shockなのか）から心機能や体血管抵抗を判断する限界を示唆している．

4) Agus MSD, et al：Glucocorticoid equipoise. Crit Care Med. 2018；46(4)：493.

　　小児敗血症性ショックに対するステロイドが有用であるという立場の議論と有用でないという立場の議論に対して，前置きとして意見を述べたもの．ここに引用される2つの議論も参照されたい．

5) Menon K, et al：Corticosteroids in pediatric septic shock are helpful. Crit Care Med. 2018；46(4)：635-6.

　　文献4の説明で言及した，小児敗血症性ショックに対するステロイドが有用であるという立場の議論．

6) Wong HR, et al：Endotype transitions during the acute phase of pediatric septic shock reflect changing risk and treatment response. Crit Care Med. 2018；46(3)：e242-9.

　　敗血症診療において適確医療（precision medicine）は実現するのか？ 敗血症性ショックの小児患者の血液のトランスクリプトーム解析に基づいて小児敗血症性ショック患者を2つのサブクラス（endotype）に分類できることを著者らは提唱していたが，この論文では，endotypeが時間経過によって変化し，その変化の有無がアウトカムにも影響を与えることを報告している．

　　　　　　　　　　　　　　　　　　　　　　　　　　　　　　　　　　　　稲田　雄

3 PICU

9 単心室のシャント術後の低酸素飽和率への対応

症例　2か月女児

主訴	酸素飽和率（SpO$_2$）低下
現病歴	2か月女児，左心低形成症候群（hypoplastic left heart syndrome；HLHS）で生まれ，生後4日で修正BT（modified Blalock-Taussig）シャントを伴うNorwood手術を受けた。術後は，2週間で退院し，自宅で過ごしていた。自宅での哺乳量が低下して，携帯型パルスオキシメーターで酸素飽和率が低下してきたため，救急外来を受診。
家族歴	なし
バイタルサイン	体温は36.3℃，心拍数170回/min，血圧75/30mmHg，呼吸数45回/min，SpO$_2$ 65〜70％（室内換気）
身体所見	落ち着きなく泣いている。明らかなチアノーゼはない。右胸部に連続心雑音を聴取。

初期治療

　経鼻管により酸素吸入（2L/min）を開始し，胸部X線撮影，採血して全血算をオーダーした。小児循環器科に連絡をとり，心エコーを依頼した。

診断・治療経過

　単心室循環の動脈血酸素飽和率（SpO$_2$）低下の鑑別診断に基づいて，検査を実施した。まず，聴診により右胸部に連続心雑音が聴取されたのは，いわゆるシャント心雑音（shunt murmur）でBTシャントに血流がある証拠である。もし，BTシャントが閉塞していれば，もっと深刻なSpO$_2$低下になり，すぐに心停止になった可能性が高い。
　次に，経鼻管により酸素吸入を開始した。肺静脈酸素飽和度低下を起こすような肺病変があった場合，酸素吸入に反応し，SpO$_2$は上昇するはずである。

そして，採血を行ったのは，血算からHb値をみて，貧血を除外するためである。単心室循環の患児では，Hb正常値は14〜15g/dLくらいである。最後に，心エコーで心機能低下，弁逆流の有無，心膜液貯留などを除外し，低心拍出量の原因を除外した。

ディスカッションポイント

1 単心室循環(single ventricle physiology)の定義

本症例のポイントは，単心室の患児のシャント術後の酸素飽和率(SpO_2)低下の鑑別診断を考えることであるが，その前に単心室循環について理解しなければならない。

単心室循環の定義とは，"肺静脈血と体静脈血が心房か心室のレベルで完全に混ざり均一化され，肺動脈と大動脈から拍出される循環"である[1](図1)。

そして，この完全な混血均一化により，図2の血行循環になる。

①肺動脈と大動脈の酸素飽和度は同じである。
②単心室が肺動脈血流量と体血流量の両方を拍出する。
③肺血流量(Qp)と全身血流量(Qs)の割合は，肺血管抵抗(pulmonary vascular resistance；PVR)と体血管抵抗(systemic vascular resistance；SVR)の比率によって決まる。

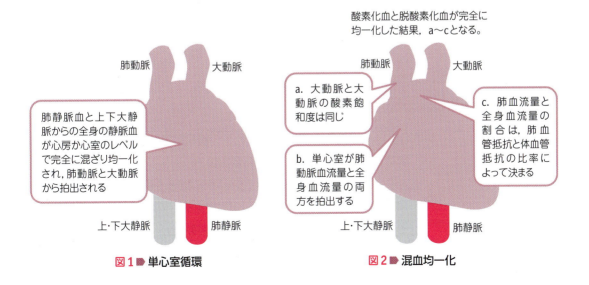

図1 ▶ 単心室循環　　　図2 ▶ 混血均一化

単心室循環になる心臓病には，どのようなものがあるだろうか？　代表的なものは，左心低形成症候群（hypoplastic left heart syndrome；HLHS），三尖弁閉鎖症（tricuspid atresia），心室中隔欠損を伴わない肺動脈弁閉鎖症（pulmonary atresia with intact ventricular septum）などである．突き詰めて言うならば，弁の1つでも閉鎖していれば，それは単心室循環にならざるをえない．

2 単心室の患児のシャント術後の動脈血酸素飽和率低下

鑑別診断は大きく以下の3つに区分できる．
①肺静脈酸素飽和度低下：一部の無気肺，胸水，その他換気血流不均衡
②肺動脈血流量の低下：シャントの狭窄，肺血管抵抗の上昇
③混合静脈血酸素含量の低下：Hb値低下，低心拍出量，末梢組織での酸素要求量増加（例えば，敗血症）

①はいわば，肺病変により肺静脈酸素飽和度が低下するため，体静脈血と混ざり均一化されたあと，動脈血の酸素飽和度低下につながるからである．

②は肺動脈血流量の低下により，肺で酸素化される血液が少なくなり，結果として，動脈血の酸素飽和度低下につながるからである．

③の混合静脈血酸素含量の低下は，つまり体静脈血の酸素飽和度低下であり，肺静脈血と混ざり完全均一されると，動脈血の酸素飽和度低下につながる．そして，混合静脈血酸素含量の低下の理由としては，Hb値低下，低心拍出量，末梢組織での酸素要求量の増加などが挙げられる．脱水で前負荷が減少したことによる心拍出量の低下の除外，心エコーでの心機能低下・弁逆流の有無・心膜液貯留などの除外が必要である．

これは忘れるな！ Take-home message

▶単心室循環の動脈血酸素飽和率低下の鑑別診断は3つ！
　①肺静脈酸素飽和度低下→肺病変を除外しよう！
　②肺動脈血流量の低下→聴診でシャント心雑音を確認！
　③混合静脈血酸素含量の低下→Hb値をチェック，心エコーをチェック，そのほか脱水，敗血症などの可能性を探ろう！

最終経過 結局，本児は上気道からウイルスが検出され，胸部X線撮影を行ったところ病変を認め，ウイルス性肺炎の診断となった。つまり，肺病変による肺静脈酸素飽和度低下であった。小児集中治療室で経鼻管により酸素吸入を続けながら，哺乳を開始した。症状は徐々に回復し，1週間後に無事退院となった。

追加 ディスカッション

3 単心室循環のQp/Qsの計算

単心室循環を理解するために，重要なQp/Qsの計算を追加した。
Fickの原理に基づいたQp/Qsは下式の通りである。

$$\frac{Qp}{Qs} = \frac{(Sat\ ao - Sat\ mv)}{(Sat\ pv - Sat\ pa)}$$

ここで，生後間もないHLHSの患児を例にとって考えてみよう。室内換気でSpO$_2$ 80%，肺に問題はなく，心拍出量は良いとする。この患児のQp/Qsはどうなるであろうか？

単心室循環の血行動態により，大動脈酸素飽和度（Sat ao）と肺動脈酸素飽和度（Sat pa）は同じで，80%である。Sat ao＝Sat pa＝SpO$_2$で，そして肺に問題がないので，肺静脈酸素飽和度（Sat pv）は95%とする。最後に，心拍出量に問題がないので，分子にあたる大動脈酸素飽和度（Sat ao）－混合静脈血酸素飽和度（Sat mv）[注：単心室循環では，上大静脈血酸素飽和度（Sat svc）を混合静脈血酸素飽和度（Sat mv）の代わりに使用する]，つまり動静脈血酸素較差（A-VO$_2$ gradient）は正常値の25%になる。

つまり，この式は

$$\frac{Qp}{Qs} = \frac{25}{(95 - SpO_2)}$$

とまで簡略化できる。つまり，SpO$_2$ 75%なら，Qp/Qsは，25/20で1.25となる。SpO$_2$ 85%なら，Qp/Qsは25/10で2.5となる。

これは，あくまでもいくつかの条件（肺に問題なし，心拍出量は良い）を満たした上での，理論上の計算であり，実際の値は心カテーテルを行いサンプルを採取して計算しなければならない。しかし，毎回カテーテルを実施するわけにもいかず，ベッドサイドでの簡単なQp/Qsの予測は時に有効である。そして，この値が単心室循環の患児の正常酸素飽和率（SpO_2）は75～85%とする根拠である。つまり，SpO_2 75～85%の範囲であれば，Qp/Qsは1.25～2.5の範囲となる。

4 単心室の患児のNorwood手術前，術後管理の大原則

　筆者が小児集中治療（PICU）のフェローとして，循環器ICU（cardiac ICU）で初めて働いていたとき，「Norwood手術前または，術後の単心室循環の患児には，大原則として室内換気（room air = FiO_2 21%）だ。よけいな酸素補給はしてはいけない！」と口やかましく言われた。読者の皆さんは，理由を説明できるであろうか？

　単心室の患児のNorwood手術前・術後管理の大原則は，全身への酸素供給（Qs）を最大化することである。肺体血流比（Qp/Qs）は単心室循環では，肺体血管抵抗比に直接影響を受けるため（PVR＜SVR），肺血流量は体血流量より多くなる（Qp＞Qs）。そのため，大原則は体血管抵抗（SVR）をなるべく低く，肺血管抵抗（PVR）をなるべく高く保つことである。

　酸素は強力な肺血管拡張作用がある。そこで，酸素をよけいに補給したらどうなるだろうか？ 肺血管抵抗（PVR）はますます下がり，肺血流量は体血流量より"さらに"多くなる（Qp＞＞Qs），肺体血流比（Qp/Qs）は上がり，単心室が拍出しなければならない血流量は多くなり，心不全，ショックへと至るのである。**表1**を見て頂きたい。

表1 ▶ Blue is better than Gray

動脈血酸素飽和率	肺体血流比 (Qp：Qs)	単心室の拍出量 (Qp＋Qs)	症状
65%	～0.7	5L/min/m²	チアノーゼ，しかし心不全なし
80%	～1.2	8L/min/m²	軽度心不全
92%	＞3	＞10L/min/m²	うっ血性心不全，ショック

仮定：心機能正常，弁逆なし，Hb値正常

"Blue is better than Gray"とは，"チアノーゼのほうが，心不全＋ショック状態より望ましい"という意味で，動脈血酸素飽和率（SpO$_2$），Qp：Qsと単心室血液拍出量と症状の関連性がよくわかる。

まとめると，単心室の患児のNorwood手術前，術後管理の大原則は，どんな呼吸補助器具（人工呼吸器，非侵襲的換気器具など）につながれていようとも，肺血管抵抗をそれ以上に下げないため，吸入酸素濃度（FiO$_2$）は21％に維持することが大事である。

非常に稀であるが，肺血管抵抗を上げるために，人工呼吸器に窒素（N$_2$）や二酸化炭素（CO$_2$）を流入させて，FiO$_2$を18％程度まで下げることもある。このような場合は，患児は非常に状態が悪く，いずれにしてもあまり改善しないことが多い。ミルリノン静注を始めてSVRを下げることは有効で，現場ではよく行われる。

文献

1) Schwartz SM, et al：Single-ventricle physiology. Crit Care Clin. 2003；19(3)：393-411.
   必読！ 単心室循環についてよくまとまっていて，とてもわかりやすい！

――佐々木潤

3 PICU

10 敗血症と輸血，栄養，高血糖

症例 4か月男児

主訴	嘔吐
現病歴	4か月，Down症男児。心内膜床欠損症による心不全。体重増加不良で経過観察されていた。しかし，経口でのミルクの飲みが悪く，体重増加を促し心内膜床欠損症の手術を状態良く行うため，胃瘻チューブ手術を受けた。手術は問題なく終了し，小児集中治療室にて術後管理がなされた。 術後2日目，胃瘻チューブからミルクの投与を始めると，腹囲が大きくなり，何回かの嘔吐があった。同日の夜，発熱，頻拍，低血圧の症状が現れた。
バイタルサイン	体温39.3℃，心拍数180回/min，血圧64/50mmHg，呼吸数50回/min，SpO$_2$ 90％（室内換気）
身体所見	ぐったりしている。腹部膨張，腹部の圧痛あり。四肢末梢は温かい。CRTは2秒
血液検査所見	WBC 4,100/μL，Hb 10.4mg/dL（前日は12.2mg/dL），CRP 28mg/dL

初期治療

　低血圧性ショックに生理食塩液20mL/kgの急速輸液を開始するも，意識状態が悪化したため，気管内挿管し，大腿静脈に中心静脈カテーテルを留置した。臨床症状から，胃瘻チューブからのミルクが腹腔内に漏出し腹膜炎を起こしたことによる敗血症性ショックが疑われた。

　小児外科に連絡をとり，開腹手術が必要かどうか議論している中，小児集中治療科では，Hb値が前日から減少しており血行動態が不安定であったため，赤血球製剤（PRBC）輸血が有益かどうか悩んでいた。

診断・治療経過

〈診療経過1〉

　小児外科との相談により開腹手術が決定された。初期治療後，血圧等の血行動態が安定したため，PRBC輸血は行われなかった。

　開腹手術では，胃から腹腔内へのミルク様漏出および腹膜炎の所見であった。術直後，血行動態は安定したが，血糖値が258mg/dLとなり研修医がインスリン投与を始めるかどうか質問をしてきた。小児集中治療科では今度はこの患者にインスリンが有益かどうか悩み始めた。

〈診療経過2〉

　結局インスリンは投与せず血糖値をモニターし，その後血糖値は100mg/dL台に落ち着いた。患児の容体は徐々に安定し，数日後には循環作動薬を投与せずに血行動態も安定した。そこで，ベッドサイド回診の議論の中で，病棟栄養士より，いつから胃瘻チューブからミルクの投与を再開するか質問があった。小児集中治療医間でもいつから経腸栄養を始めるべきかディスカッションした。

ディスカッションポイント

1　重症の子ども（critically ill children）へのPRBC輸血のコンセンサス

　敗血症にかかわらず重症患者へのPRBC輸血はながらく推奨されてきた。その根拠の1つは，特にショック状態にあるときにはPRBCは酸素含有量を増やし，酸素運搬量を増やすという生理学的理由である。

　酸素含有量＝$1.38 \times Hb \times SO_2 + (0.003 \times PO_2)$（mL/dL）に表されるように，理論上はHbが高いほど血中酸素含有量は多くなる。

　また，Hb 10g/dL（Ht 30％）が歴史的に最適な値とされてきたが，根拠となる確かなエビデンスがあるわけではなかった。

　輸血には様々な副作用，感染症や合併症が伴う[1]。最近は敗血症にかかわらず輸血が予後不良と関連するという報告がなされるようになり，PRBC輸血はHb値がいくつのときに有益なのかという研究がなされるようになった。

　2007年，NEJMに発表されたTransfusion Strategies for Patients in Pediatric Intensive Care Units（TRIPICU）[2]は非常に重要な論文である。この国際的に行われた多施設無作為化対照研究は，血行動態が安定しているPICUの患者637人を対象に，PRBCの閾値を制限閾値グループ（Hb≦7g/dLで輸血）と寛大的閾値グループ（Hb≦9.5g/dLで輸血）に分けて比較し，多臓器

不全が発症もしくは進行する割合に違いがなかったことを報告し，小児集中治療の現場において，従来より低いHb閾値に基づく輸血治療を促した。

いくつかの似たような研究が報告される中，ついに2018年9月に米国小児集中治療医学会からPRBCのコンセンサスが発表された。これは，本章での最重要"必読"論文である[3]。

まとめると，以下のようになる。

出血性ショックでは，「PRBC：血漿：血小板」を「2：1：1」か「1：1：1」の割合で，出血が致死的でなくなるまで輸血する。

出血性ショックではない場合，3つのHb値に基づき，分類する。

1) Hbが5g/dL以下の場合は，輸血。
2) Hbが5〜7g/dLの場合は，臨床判断に基づき輸血を考慮する。
3a) Hbが7g/dL以上で血行動態が不安定な場合は，臨床判断に基づき輸血を考慮する。
3b) Hbが7g/dL以上で血行動態が安定している場合は，さらに病態によって分類される。

- 一般外科術後（心臓手術後除く），呼吸不全（ARDS除く），敗血症性ショック，生死にかかわらない出血，腎代替療法→輸血は必要ない。
- 急性脳損傷→Hbが7〜10g/dLであれば輸血を考慮
- 腫瘍系の病気，造血幹細胞移植→Hbが7〜8g/dLであれば輸血を考慮
- 溶血性貧血，重症小児ARDS，ECMOの患者→臨床判断に基づく。

心臓病の患者はさらに以下のように細分化される。

- 先天性心疾患の手術前→心臓の予備能にもよるが，Hbが7〜9g/dLを維持する
- 両心室循環修復後→輸血の必要なし
- 単心室の患児のシャント術後→Hbが9g/dL以上，酸素化が十分で臓器機能が正常であれば，輸血の必要なし
- 単心室の患児のGlenn術後，Fontan術後→Hbが9g/dL以上で輸血の必要なし
- 先天性もしくは後天性心筋機能不全，肺高血圧症→臨床判断に基づく。ただし，Hbが10g/dL以上が有益であるというエビデンスはない

2 重症の子どもへの血小板製剤，新鮮凍結血漿製剤

血小板製剤や新鮮凍結血漿製剤（FFP）輸血については，米国小児集中治療医学会からコンセンサスはまだ出ていない。血小板輸血については，多施設コホート観察研究により，血小板輸血の実に67%が血小板数に基づく予防的輸血であったこと，そのうち34%の患者で血小板数は50×10^9 cells/Lであったことが報告された[4]。

FFP輸血についても，小児集中治療医へのアンケート調査[5]により，多くの凍結血漿製剤輸血が予防的であること，そして輸血の参考にする血液テスト閾値（INRなど）に施設間で大きな差があることが報告された。これらの報告から，血小板製剤，FFPについては現場での臨床判断に基づく部分が非常に大きいことがわかる。

3 重症の子どもの高血糖の管理

まず，ここでの議論は，糖尿病ではない重症の子どもの高血糖の管理についてである。

筆者が小児集中治療のフェローを始めた10年ほど前は，高血糖へのインスリン投与は予後が改善するからとかなり積極的に行われていた。しかし，いくつかの論文が出てきてからはその流れは変わっている。

本稿では，"Tight glycemic control in critically ill pediatric patients: a systematic review and meta-analysis"[6]というメタ分析論文を紹介するが，これに取り上げられている個々の前向き無作為研究のまとめという視点でみてほしい。

結論からすると，厳格な血糖コントロール（＜140mg/dL）は病院での死亡危険性は減少させず，低血糖（＜60mg/dL）および深刻な低血糖（＜40mg/dL）を起こす危険性を上昇させることが報告された。このような研究結果から，厳格な血糖コントロールは現場では積極的には行わなくなっている。個人的には，血糖値が300～400mg/dLになればインスリン投与を考慮するが，それ以下では様子を見ることが多い。ちなみに米国糖尿病学会は，大人を含めて重症患者の理想的な血糖値は140～180mg/dLとしている。

4 重症の子どもへの栄養補給

　2017年に米国集中治療医学会と米国静脈経腸栄養学会から「重症の子どもに対する栄養サポート治療の評価と提供のガイドライン」が発表された[7]。30ページにもわたるこのガイドラインのすべては紹介できないが，いくつかの参考になる項目をかいつまんで紹介する。

　なお，このガイドラインの様式として，臨床上の疑問を提示し，推奨する形をとっている。

1）問：経腸栄養は重症の子どもに可能であるか？

> **推奨**：いくつかの観察研究に基づき，経腸栄養は栄養提供の最も望ましい方法である。経腸栄養は，内科的・外科的病名，循環作動薬投与の有無にかかわらず，安全に提供できる。小児集治療の現場で経腸栄養実施の妨げとなることが多いのは，経腸栄養開始の遅れ，経腸栄養がうまくいっていないとの所見に基づく中断，手術のための絶食である。

　臨床現場では循環作動薬を投与されている患者には，血行動態の厳密な評価なしに，経腸栄養は絶対開始しない傾向があるのは事実である。なかなか難しい判断であるが，個人的意見としては，たとえばアドレナリンが少量で継続投与されていても，尿量が出ている，血中乳酸値が低い，腹部診察に懸念がないなどの総合評価で経腸栄養を開始することはよくある。

2）問：いつ経腸栄養を始めるべきか？

> **推奨**：専門家の意見に基づき（根拠となる研究はないが），経腸栄養はすべての重症の子どもに，禁忌がない限り提供されるべきである。いくつかの観察研究に基づき，適格な患者では小児集治療室入院から24〜48時間以内の経腸栄養の開始を推奨する。経腸栄養が適当であるかの基準，開始時期，増量する割合，経腸栄養がうまくいっていない所見と対応については，段階的アルゴリズムとガイドラインを病院ごとに作成することを推奨する。

　これは，良い目安になると思われる。筆者の個人的アプローチとして"できるだけ早く少量でも良いから経腸栄養を始める"を常に心がけている。しかし，やはり人によって差があるので，各病院独自のプロトコールは重要である。

3）問：経静脈栄養はいつ始めるべきか？

> **推奨**：1つの無作為化対照研究に基づき，小児集治療室入院から24時間以内の経静脈栄養の開始は推奨しない。

　経静脈栄養に依存，極度の低栄養状態といった一部の患児を除き，敗血症性ショックなどで小児集治療室に入院している重症の児にすぐに積極的には経静脈栄養は始めない。まず経腸栄養が可能かどうかを精査し，何らかの理由で数日以上絶食になる場合に経静脈栄養を考慮するのが筆者の病院での一般的なアプローチである。

これは忘れるな！ Take-home message

- ▶ PRBCは最新のコンセンサスを参照に，臨床情報を総合して判断する
- ▶ 厳格な血糖コントロール（＜140mg/dL）は，現場ではあまり行われていない
- ▶ 小児集治療室入院から24〜48時間以内の経腸栄養の開始を推奨する

最終経過

胃瘻チューブからミルクの投与を開始し，漏出がないか臨床症状に注意しながら増量していった。数日以内に目標とする量とカロリーに到達した。最終的に抗菌薬の投与が終了した2週間後に無事退院となった。

文献

1) Parker RI：Transfusion in critically ill children：indications, risks, and challenges. Crit Care Med. 2014；42(3)：675-90.
   小児患者への輸血の種類，副作用，合併症をわかりやすくまとめている。

2) Lacroix J, et al：Transfusion strategies for patients in pediatric intensive care units. N Engl J Med. 2007；356(16)：1609-19.
   必読！　PRBC輸血の議論でもっとも取り上げられる論文。

3) Valentine SL, et al：Consensus recommendations for RBC transfusion practice in critically ill children from the Pediatric Critical Care Transfusion and Anemia Expertise Initiative. Pediatr Crit Care Med. 2018；19(9)：884-98.
   必読！必読！必読！　ついに発表された小児集中治療学会からのPRBC輸血に関するコンセンサス。

4) Nellis ME, et al：Platelet transfusion practices in critically ill children. Crit Care Med. 2018；46(8)：1309-17.
   多施設研究で，6週間にわたる1万6,934人のPICU患者の観察結果。血小板輸血の実に7割が予防的であり，輸血の血小板閾値にも大きな差があることが報告されている。

5) Karam O, et al：International survey on plasma transfusion practices in critically ill children. Transfusion. 2014；54(4)：1125-32.
   血小板輸血に関して小児集中治療医に対して行った聴き取り調査。血小板数の基準，適応など医師間で大きな差があることが報告された。

6) Chen L, et al：Tight glycemic control in critically ill pediatric patients：a systematic review and meta-analysis. Crit Care. 2018；22(1)：57.
   小児重症患者での厳格な血糖コントロール前向き無作為研究のメタ分析。

7) Mehta NM, et al：Guidelines for the provision and assessment of nutrition support therapy in the pediatric critically ill patient：Society of Critical Care Medicine and American Society for Parenteral and Enteral Nutrition. JPEN J Parenter Enteral Nutr. 2017；41(5)：706-42.
   必読！　米国集中治療学会と米国静脈経腸栄養学会から発表された「重症の子どもに対する栄養サポート治療の評価と提供のガイドライン」

——佐々木潤

3 PICU

11 重症敗血症の管理におけるPICUでの鎮痛，鎮静薬の選択

症例　2歳男児

主訴	発熱・咳嗽・呼吸苦
現病歴	4日間の発熱・咳嗽・呼吸苦を主訴に来院した。努力呼吸，低酸素血症，頻脈，意識レベル低下を認め，気管挿管と乳酸リンゲル液40mL/kgのボーラス投与を行った。血液培養・喀痰培養を採取後に，CTRX 50mg/kgが投与され，PICUに入院となった。
既往歴	在胎26週720gで出生。慢性肺疾患に対して在宅酸素療法を行っていたが半年前に止めている。内服薬なし。
バイタルサイン	（PICU入室時）体温38.0℃，心拍数170回/min，血圧68/34mmHg，呼吸数28回/min，SpO$_2$ 86%，人工呼吸器設定SIMV-PC/PS PC 20, PS 20, PEEP 5, RR 28, FIO$_2$ 0.8
身体所見	痛み刺激で開眼なし。気管内に淡いピンク色の気管内分泌物を多量に認め，陥没呼吸と呼気延長を認める。両側肺に湿性ラ音を聴取する。心音は整でギャロップを聴取しない。肝脾腫を認めない。末梢は冷たく，CRTは4秒。顔面，手，足に軽度浮腫あり。皮疹なし。
血液検査所見	（PICU入室時）動脈血液ガスpH 7.25, PCO$_2$ 50mmHg, PO$_2$ 56mmHg, BE －5.1, 乳酸4mmol/L, 血糖126mg/dL

初期治療

　敗血症性ショックおよびARDSと診断した。末梢静脈からアドレナリン0.2μg/kg/minの投与と乳酸リンゲル液20mL/kgのボーラス投与を開始した。肺保護戦略のためPEEPを14，PCを14とし，フェンタニル1μg/kg/hrとミダゾラム0.1mg/kg/hrの持続投与を開始した。10分後，中等度の努力呼吸を認め，動脈ラインの呼吸性変動が顕著であった。このときの呼吸器設定はSIMV-PC/PS PC 14, PS 14, PEEP 14, RR 28, FIO$_2$ 0.4で，バイタルサインはHR 172回/min，BP 72/38（49）mmHg，SpO$_2$ 92%であった。

治療経過

ショックから離脱できないため，中心静脈からノルアドレナリンを追加する目的でCVCを留置することにした。患者に体動がみられたためフェンタニル2μg/kg，ミダゾラム0.15mg/kg，ロクロニウム1mg/kgを投与したところ，血圧が58/30mmHgまで低下したため，アドレナリン1μg/kgをボーラス投与の上，持続投与を0.3μg/kg/minに増量し，CVC挿入手技を行った。

CVCを確保後，ノルアドレナリン0.2μg/kg/minとアドレナリン0.3μg/kg/minの循環サポートでようやく循環動態が安定した。12時間後には乳酸値の減少もみられ，尿量も増加してきた。入院時の血液培養でグラム陽性球菌が検出され，痰のグラム染色ではグラム陽性双球菌が認められた。

PICU 2日目。カテコラミンによる循環サポートはアドレナリン0.1μg/kg/minのみとなった。強い努力呼吸を認め1回換気量が10mL/kgに達していたため，フェンタニル・ミダゾラムをそれぞれ2μg/kg/hrとミダゾラム0.2mg/kg/hrに増量し鎮静を深め，1回換気量をコントロールした。

PICU 3日目。鎮静が難しく，フェンタニルをモルヒネ0.15mg/kg/hrに変更し，デクスメデトミジン0.5μg/kg/hrを追加した。血液培養・痰培養ともに肺炎球菌陽性で，ABPCに感受性であったため抗菌薬治療をCTRXからABPC（100mg/kg/回を6時間ごと）に変更した。

PICU 4日目。アドレナリンを終了しても循環動態は安定していた。合目的的ではないが，首や肩を振るような動きが頻回にみられ，ミダゾラムの増量と追加ボーラス投与がたびたび行われた。

PICU 7日目。抜管要件を満たしたため，モルヒネ，ミダゾラムを終了し，デクスメデトミジン単剤による鎮静とした後に抜管した。

ディスカッションポイント

1 鎮痛・鎮静薬の循環動態への影響

敗血症性ショックに限らずショックの状態では，酸素供給量を十分に保ち，酸素消費量をできる限り抑えることで，酸素の需給バランスを保つことが重要になる。鎮静薬は酸素消費量を抑える手段となりうるが，使い方を誤ると循環動態に悪影響を及ぼし酸素供給量を下げてしまうことがある。

1) 循環動態へ及ぼす鎮痛・鎮静薬の悪影響

　本症例では，敗血症性ショックとARDSに対して人工呼吸管理中に，循環動態がまだ不安定な状態で，CVCを留置する必要があった。鎮静薬と筋弛緩薬により，交感神経の過緊張かつ努力呼吸による腹圧が一気に解除されたため，平均循環充満圧の低下から前負荷の低下，そして心拍出量の低下を起こしたと考えられる。鎮静薬の中でも比較的よく使われるミダゾラムは特に注意が必要である（図1）[1]。

　鎮痛薬の中で，モルヒネは鎮静作用を併せ持ち，フェンタニルに比して耐性を生じにくいことから，本症例でも途中経過でフェンタニルからの切り替えを行った。ただし，モルヒネはヒスタミンの放出作用を介する血管拡張作用があることから，本症例での超急性期での使用には注意が必要である。

　一方，フェンタニルは比較的循環動態への影響が少なく[2]，CVC留置時の鎮痛・鎮静の選択肢としては悪くないと思われるが，やはり交感神経系の過緊張が緩和され低血圧をきたしうることに注意しておく必要がある。

　この場面での鎮痛・鎮静薬の選択肢としては，ケタミンも考慮される。ケタミンは強力な鎮痛・鎮静作用を持ち，一般的に心拍数増加・血圧上昇をもたらす。ただし，これは内因性カテコラミン放出による間接的な効果であって，心筋に対しては直接陰性変力作用があることに注意が必要である[3]。すなわち，交感神経系による代償メカニズムが限界に達し内因性カテコラミンが枯渇した状態では，予期せぬ心拍出量低下と低血圧をまねく恐れがある。

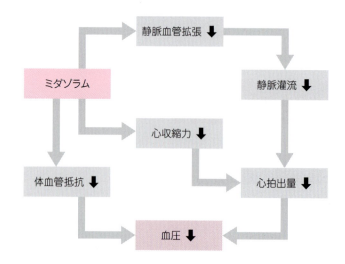

図1 ▶ ミダゾラムの循環動態への影響

2) 循環動態へ及ぼす鎮痛・鎮静薬の好影響

　敗血症性ショックの中でも，体血管抵抗が上昇しているために心拍出量が低下しているような病態では，鎮痛・鎮静薬をうまく使うことで体血管抵抗が低下し，心拍出量や末梢組織循環の改善が得られることがある。また，敗血症性ショックでの過度の交感神経系刺激は心機能障害，血管内皮傷害，免疫抑制，凝固亢進，高血糖など様々な負の作用を伴うが[4]，デクスメデトミジンは中枢性$α_{2A}$受容体を刺激して交感神経系の反応を抑制することで過度な交感神経系刺激を抑制するだけでなく，カテコラミンへの感受性を回復させる可能性がある[5]。

2 鎮痛・鎮静薬の予後への影響

　小児の敗血症性ショックの管理において，特に人工呼吸管理を要する場合には，鎮痛・鎮静が必要になることが多いが，その長期予後への影響については常に意識しておく必要がある。特にベンゾジアゼピン系薬はせん妄のリスクであり[6]，せん妄と死亡率との関連が報告されている[7]。sepsis-associated delirium[8]と言われるように敗血症そのものがせん妄のリスクであることを考えれば，敗血症での鎮静薬の選択にあたってはせん妄のリスクを考慮する必要がある。敗血症患者において，デクスメデトミジンで鎮静された患者は，ロラゼパムで鎮静された患者に比べてせん妄・人工呼吸器離脱期間・死亡率ともに低かったというサブグループ解析があり，注目に値する[9]。

これは忘れるな！ Take-home message

▶敗血症性ショックにおいて酸素の需給バランスを保つ上で，鎮静が役立つこともあれば，害になることもある。循環動態への影響と酸素需要を減らす効果のバランスを考える必要がある

▶小児においても，せん妄と死亡率との関連が報告されている。特に敗血症はせん妄のリスクが高く，鎮痛・鎮静薬の投与量や選択において注意が必要である。可能な限り総投与量を減らし，ベンゾジアゼピン系薬を避けるのがよいと考えられる

最終経過

抜管後しばらくは活気がなかったが，翌日から，不機嫌・易刺激性・あくび・下痢などがみられ，昼夜の睡眠リズムの逆転傾向がみられた。せん妄のほかにも，ミダゾラムおよびモルヒネからの離脱症状も疑われ，デクスメデトミジンを数日間維持しながら減量中止した。

せん妄と医原性離脱症候群の区別は時に難しいが[10]，いずれも入院を長期化させる要因となりうるため，リスクの認識[11]，適切な予防と対応が求められる。これらは本項の対象外であり，詳細は文献を参照されたい。

文献

1) Chen J, et al：Midazolam increases preload dependency during endotoxic shock in rabbits by affecting venous vascular tone. Ann Intensive Care. 2018；8(1)：59.
   ウサギの敗血症性ショックモデルにおいてミダゾラムは静脈系を拡張し前負荷依存性を増加させたという報告。

2) Rosow CE, et al：Histamine release during morphine and fentanyl anesthesia. Anesthesiology. 1982；56(2)：93-6.
   モルヒネは血中ヒスタミン濃度を増加させること，ヒスタミン濃度と体血管抵抗減少作用に相関があることを報告している。

3) Kongsayreepong S, et al：Mechanism of the direct, negative inotropic effect of ketamine in isolated ferret and frog ventricular myocardium. Anesthesiology. 1993；79(2)：313-22.
   ケタミンが，心筋細胞内カルシウム利用の減少を介して直接陰性変力作用を及ぼすことを報告した動物実験。

4) Dünser MW, et al：Sympathetic overstimulation during critical illness: Adverse effects of adrenergic stress. J Intensive Care Med. 2009；24(5)：293-316.
   過度の交感神経系刺激は心機能障害，血管内皮傷害，免疫抑制，凝固亢進，高血糖など様々な負の作用を伴うことを指摘している。

5) Geloen A, et al：Clonidine and dexmedetomidine increase the pressor response to norepinephrine in experimental sepsis: A pilot study. Crit Care Med. 2013；41(12)：e431-8.
   ラットにリポ多糖を投与するとノルアドレナリンに対する感受性が低下するが，クロニジンやデクスメデトミジンによってその感受性が回復することを報告。

6) Mody K, et al：Benzodiazepines and development of delirium in critically ill children: Estimating the causal effect. Crit Care Med. 2018；46(9)：1486-91.
   PICUに滞在した小児において，ベンゾジアゼピン系薬はせん妄のリスクであることを報告した後ろ向き試験で，用量依存性も示している。

7) Traube C, et al：Delirium and mortality in critically ill children: Epidemiology and outcomes of pediatric delirium. Crit Care Med. 2017；45(5)：891-8.
   必読！　成人だけでなく小児においてもせん妄が重要であることを示した論文。PICUに滞在した小児患者の17％がせん妄と診断された。せん妄のある患者はPICU滞在期間，人工呼吸期間が長いだけでなく，死亡率が高かった（調整オッズ比4.39）。

8) Tsuruta R, et al：A clinical perspective of sepsis-associated delirium. J Intensive Care. 2016；4：18.
   敗血症に伴うせん妄についてのレビュー。複雑な機序が関与していることがわかる。

9) Pandharipande PP, et al：Effect of dexmedetomidine versus lorazepam on outcome in patients with sepsis：an a priori-designed analysis of the MENDS randomized controlled trial. Crit Care. 2010；14(2)：R38.

MENDS trialのサブグループ解析。ベンゾジアゼピン系薬であるロラゼパムを投与された成人敗血症患者に比べ，デクスメデトミジンを投与された敗血症患者では，せん妄を含む脳機能障害が少なく，人工呼吸器を装着しなかった期間が長く，28日死亡率が低かったという報告。

10) Madden K, et al：Differentiating delirium from sedative/hypnotic-related iatrogenic withdrawal syndrome：Lack of specificity in pediatric critical care assessment tools. Pediatr Crit Care Med. 2017；18(6)：580-8.

小児のせん妄や医原性離脱症候群の評価に用いられるスケールには重複する部分があり，誤診断につながる可能性があることを指摘した論文。

11) Best KM, et al：Patient, process, and system predictors of iatrogenic withdrawal syndrome in critically ill children. Crit Care Med. 2017；45(1)：e7-15.

鎮静プロトコールの有無が小児呼吸不全に対する人工呼吸期間に与える影響を調べたRESTORE studyの二次解析。医原性離脱症候群のリスクとして低年齢，認知機能障害，減量開始前のオピオイドの平均1日投与量，長期間の鎮静，3つ以上の鎮静薬使用，看護師の仕事量の多さ，1対1看護が同定された。

稲田　雄

3 PICU

12 体外式膜型人工肺（ECMO）の適応と予後

症例　4歳女児

主訴	発熱・嘔吐，ぐったりして元気がない
現病歴	4～5日前から発熱と数回の嘔吐あり。今朝からぐったりして元気がないので，病院の救急救命室に連れてきた。既往歴は特になし。
家族歴	母親も数日前から感冒症状あり。
バイタルサイン	心拍数140回/min，血圧60/40mmHg，呼吸数40回/min，体温は計測を試みたが，値が出ず。
身体所見	外見：ぐったりして横たわっている。呼びかけにあまり反応がない。心臓：頻脈，心雑音なし。肺：頻呼吸，喘鳴なし。腹部：圧痛なし。皮膚：手足は冷たい。

初期治療

　静脈ラインをとり，生理食塩液による輸液治療を開始。まず，20mL/kgを急速注入したが，心拍に変化はなく，さらに40mL/kgの輸液継続。そして末梢血管から循環作動薬のドパミン5μg/kg/minの投与開始。輸液はそのまま続けたが，患児が痙攣を起こし始めた。すぐに徐脈になり，脈拍が触れなくなったので，心臓マッサージを開始した。

治療経過

　心停止になったため，循環器科と心臓外科チームが緊急に呼ばれ，心臓マッサージを行いながら，ECMOを開始した。心エコーにて心機能は極端に低下しており，急性劇症型心筋炎が疑われた。

ディスカッションポイント

1 敗血症へのECMOの適応

　ECMOは治療抵抗性敗血症性ショック（refractory septic shock）においては，実行可能で考慮すべき治療法である．一般的にECMOの適応となる状態は，大きく分けて2つある．「治療抵抗性呼吸不全」か「治療抵抗性ショック」である．
　前者は，敗血症がARDSを引き起こし，侵襲的人工呼吸（高頻度振動換気法を含む）では酸素化もしくは二酸化炭素換気が改善できなくなってしまう状態である．
　2015年に発表された小児ARDSの定義[1]では，OI，OSI，PF，SF値の4つの酸素化指標に基づいた小児ARDSの重症度分類が提唱された．

非侵襲的人工呼吸の場合：小児ARDSの診断の酸素化指標（重症度分類はなし）
フルフェイスマスク二相性人工呼吸または持続陽圧呼吸にてPEEP 5cmH$_2$O以上で，PF値≦300　または　SF値≦264

　　PF＝PaO$_2$／FiO$_2$
　　SF＝SpO$_2$／FiO$_2$

侵襲的人工呼吸の場合：小児ARDSの診断の酸素化指標
　軽度　　　4≦OI＜8 または 5≦OSI＜7.5
　中等度　　8≦OI＜16 または 7.5≦OSI＜12.3
　重度　　　OI≧16，OSI≧12.3

　　OI＝（FiO$_2$×mean airway pressure×100）／PaO$_2$
　　OSI＝（FiO$_2$×mean airway pressure×100）／SpO$_2$
　　（PaO$_2$が測れないときに，SpO$_2$≦97％になるまでFiO$_2$を下げて計算する）

　ここに取り上げたのはあくまで酸素化指標だけなので，酸素化指標以外の診断基準については小児ARDSの定義[1]の原論文を参考にしてほしい．この論文は，小児ARDSの定義と発生率，OIなどの酸素化指標の死亡率への関連などの疫学に限定している．他項（**③PICU-④参照**）でも触れているが，治療抵抗性呼吸不全へのECMO導入指標は現時点では提唱されていない．
　一方で治療抵抗性ショックの場合はどうであろうか？　総論でも取り上げた小児・新生児敗血症性ショックガイドライン2017の初期治療アルゴリズム（**総論7頁，図1参照**）にもある通り，ECMOはアルゴリズムの最終段階に"治療抵抗性ショック"に"Yes"であればECMO，と導入指標はなく示されているだけである．つまり，治療抵抗性ショックへのECMO導入は，それ以前にアルゴリズムに示されているすべての治療（輸液蘇生，抗菌薬，循環作動薬）にもかかわらず

ショック状態が続いているときに考慮される治療である。

　治療抵抗性呼吸不全の場合と同様で，毎回難しい決断が必要となるが，現場での症例ごとのいろいろな情報を検討した上で，ECMOの適応があるかどうかの総合判断となる。

　今回の症例のような劇症型心筋炎で心停止となった場合はECMOの適応がはっきりしている。これは病院内での心停止に対するE-CPRであり，すべての施設での実現は不可能だが，確立された治療である。

　話は少しそれるが，米国での小児における心肺蘇生の疫学論文の1つでは[2]，10分以上の心肺蘇生では，患者数3,756人のうち591人（16％）でE-CPRが実施され，3,165人（84％）で従来の心肺蘇生が行われた。生存して退院した割合と神経学的に良好な転帰であった割合は，E-CPRの群で有意に高かった。

　他項（③PICU-❶参照）でも触れているが，劇症型心筋炎の場合，早期診断とECMO導入は良好な予後と関連しており，早期介入が鍵を握る。

2 ECMOを導入された敗血症の子どもの予後

　ECMOを導入された新生児（1か月未満）の生存率は，適応が治療抵抗性呼吸不全か治療抵抗性ショックかにかかわらず総じて良く，80％以上である。敗血症の小児のECMO後の生存率は歴史的に低かったが（50％以下），最近では経験がある施設においては治療抵抗性呼吸不全で90％，治療抵抗性ショックで75％近くの生存率が報告されている[3]。

　ほかにも，小児重症敗血症でECMO後の死亡率が年6％ずつ下がったとの報告や，施設での導入数が多いほうが予後が良いとの報告もある[4]。

これは忘れるな！ Take-home message

▶敗血症患者へのECMOのはっきりとした適応基準は存在しないので，症例ごとに総合的に判断する

最終経過

ECMOの導入後，インフルエンザウイルスが同定され，インフルエンザウイルスによる劇症型心筋炎と診断された。心機能はECMO導入後3日後に劇的に改善し，導入後4日後にECMOから無事離脱となった。神経学的機能はまったく正常で，3週間後に無事退院となった。

文献

1) Khemani RG, et al：Pediatric acute respiratory distress syndrome: definition, incidence, and epidemiology: proceedings from the Pediatric Acute Lung Injury Consensus Conference. Pediatr Crit Care Med. 2015；16(5 Suppl 1)：S23-40.
   必読！ 2015年に小児ARDSの定義を提唱した。OI，PF値の死亡への関連性の検証，なぜOIを重症度の分類の指標に採用したかの過程なども記述されており，一読の価値あり！

2) Lasa JJ, et al：Extracorporeal cardiopulmonary resuscitation (E-CPR) during pediatric in-hospital cardiopulmonary arrest is associated with improved survival to discharge: A report from the American Heart Association's Get With The Guidelines-Resuscitation (GWTG-R) registry. Circulation. 2016；133(2)：165-76.
   米国心臓協会のデータベースを用いた疫学研究で，小児における心肺蘇生でE-CPRの予後が従来の心肺蘇生より優れていたことを報告した。

3) Davis AL, et al：The American College of Critical Care Medicine Clinical Practice Parameters for Hemodynamic Support of Pediatric and Neonatal Septic Shock: Executive summary. Pediatr Crit Care Med. 2017；18(9)：884-90.
   必読！ 最新小児・新生児敗血症性ショックガイドライン。

4) Fitzgerald JC, et al：2016 Update for the Rogers' Textbook of Pediatric Intensive Care: Recognition and initial management of shock. Pediatr Crit Care Med. 2016；17(11)：1073-9.
   小児集中治療の重要教科書であるロジャースの筆者らが敗血症性ショックの診断と管理の最新知見をまとめたもの。

——佐々木潤

3 PICU

13 不整脈の診断と初期対応

症例 2歳女児

主訴	失神
現病歴	2歳女児，特に既往歴はなし。数日前から咳，鼻水があった。小児喘息の主治医から，β_2受容体作動性気管支拡張薬（β_2刺激薬）を処方され，何日か吸引していた。当日の夜，自宅で遊んでいたところ，急に静かになるとともに顔が青白くなり，失神したため，救急車を呼んだ。数秒後に意識を取り戻し，救急車が到着したときには泣いていた。
バイタルサイン	体温36℃，心拍数260回/min，血圧99/50mmHg，呼吸数30回/min，SpO_2 98%（室内換気）
身体所見	落ち着きなく泣いている。橈骨動脈，大腿動脈触知良好だが，末梢冷感をやや認める。CRTは2秒以下。規則的頻脈200回/min以上。心雑音なし。

初期治療

救急隊員の申し送りに脈拍が200回/min以上とあり，心電図モニターに接続して，図1の12誘導心電図を得た（25mm/min，10mm/mV）。

診断・治療経過

本症例は，血行動態上安定した上室性頻拍であったため，まずビニール袋に入れた氷を顔に押し付ける迷走神経刺激法を行ったが効果はなく，アデノシン0.1mg/kg静注で上室性頻拍は正常洞性脈に戻った（図2）。心電図で全誘導に早期興奮によるデルタ波がみられ，これはWPW症候群である。

余談であるが，喘息治療のβ_2受容体作動性気管支拡張吸入薬を使用していて，「主訴：頻脈」で救急救命室を受診する例をたくさんみてきた。その中に一部，β_2受容体作動性気管支拡張吸入薬がきっかけとなり上室性頻拍発作を起こす患者も紛れているので，注意が必要である。

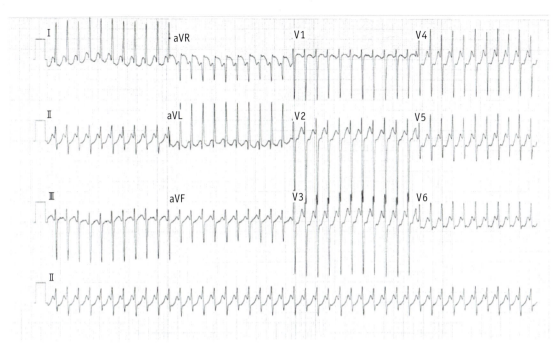

図1 当院到着時の12誘導心電図

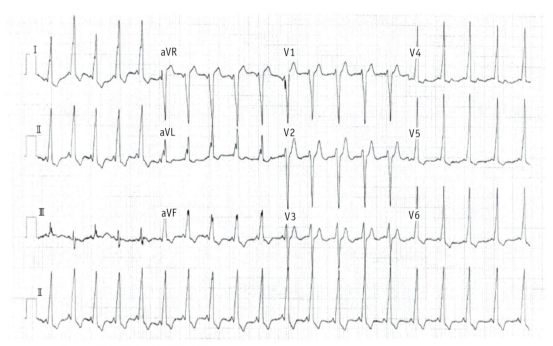

図2 アデノシン投与後の12誘導心電図

ディスカッションポイント

1 小児の頻脈への初期対応

　小児頻脈へは，PALSガイドラインをしっかりと勉強して初期対応しよう．ここでは，PALSガイドラインでは言及できにくい，実際の現場での重要な点を挙げていきたい．

　1）いつ始まったのか：頻脈の症状はよく"動悸"として表現され，いつ始まったかが問診で明らかになる場合が多い．ただし，乳幼児の場合は，ミルクの飲みが悪い，元気がないなどのはっきりしない症状で受診することがある．

　いつ頻脈が始まったかは重要である．なぜなら，頻脈が数時間であれば心機能はまだ正常に保たれている可能性が高いが，数日以上頻脈が続いている場合は心機能が低下し，全身状態が悪化している危険性が高いからである．

　2）洞性頻脈/頻脈性不整脈の鑑別：次に，頻脈が洞性頻脈なのか頻脈性不整脈なのかの鑑別である．これは，後述するQRS幅が正常なのか，広いのかを識別する上でも同様だが，12誘導心電図をとる．

　本児の12誘導心電図（図1，2）をいま一度見てほしい．全誘導を注意深く見ればQRS幅は狭いと言えるが，当初救急隊からは"QRS幅が広い頻脈"との報告であった．Ⅱ誘導だけを見て，QRS幅が広いと判断してしまったのだろう．小児頻脈は，「頻度的にQRS幅の狭い頻脈が圧倒的に多い」ので，落ち着いて12誘導心電図できちんと評価しよう．

　さらに，なぜ洞性頻脈ではなく上室性頻拍なのかをみていこう．PALSガイドラインでは，上室性頻拍を示唆する理由として以下の6点を挙げている．

　①現病歴（脱水，発熱，痛みなど洞性頻脈を引き起こす理由がない）
　②p波がないか，異常なp波がある
　③脈拍が活動状態によっても変わらず一定な頻脈
　④急な脈拍の変化を示唆する症状
　⑤乳児（1歳未満）であれば脈拍220以上
　⑥小児（1歳以上）であれば脈拍180以上

　本児は2歳で，脈拍は規則的に一定で260回/minあり，小児の頻脈性不整脈で一番多い上室性頻拍が強く疑われる．ここで"強く疑われる"と記述したのは，現病歴と12誘導心電図でも，上室性頻拍かどうか100％確実に診断できない状況もありうるため，常にほかの頻脈性不整脈も考えながら診断・治療を進める．

次に，治療に進む。本児の場合，現病歴から，頻脈の開始はおそらく"急に失神した"ときであり，身体所見などからPALSガイドラインの"安定"と評価できる。まず，迷走神経刺激法を考慮する。乳幼児の場合は，ビニール袋に入れた氷を顔に押し付ける方法がよく行われるが，年齢が高くなると難しくなる。指示がある程度理解できる年齢であれば，Valsalva法（大便を出す時のようにいきませる動作）もよく行われる。それでも，上室性頻拍が続く場合は，末梢血管を確保して，アデノシンによる薬剤治療を行う（表1）。

表1 ▶ アデノシンの用量・用法と注意点

薬剤名	用量・用法	注意点
アデノシン（adenosine）	静注または骨内注入 1回目は0.1mg/kg（最大6mg） 2回目0.2mg/kg（最大12mg）	薬理作用：房室結節伝導を遅延 薬剤半減期が数秒である

アデノシンを小児頻拍の治療で使用するための注意点
1. 三方活栓を使用して，アデノシンを急速静注したあとに，生理食塩液10～15mLを急速静注する。これは，薬剤半減期が数秒であるため，心臓に速く到達させるためである。アデノシンを静注しても，心臓に到達する前に代謝分解されては効果がない。
2. アデノシンを急速静注する前に，12誘導心電図の電極を装着して，急速静注中の心電図の変化を記録する。前述したように，現病歴と12誘導心電図でも，上室性頻拍かどうか100％確実に診断できない症例もあり，アデノシンを静注したときの変化で頻脈性不整脈を鑑別診断できるからである。ときに，アデノシンの使用は診断的治療とも呼ばれる。
3. 喘息患者へのアデノシン投与は禁忌である。
4. 日本では骨内注入は行われていない。
5. 小児STVへのアデノシン急速静注は救急の現場において，日本でも常識となっている。

2 上室性頻拍（supra ventricular tachycardia；SVT）の鑑別診断

英語，日本語文献ともに上室性頻拍は，房室リエントリー性頻拍などのリエントリー性頻拍だけを指す記述がよくあるが，これは不正確である。

「米国心臓病学会：American College of cardiology（ACC）／米国心臓協会：American Heart association（AHA）2015 ガイドライン」によると，上室性頻拍とは，His束より上部が関わる頻脈の総称で，不適切な洞性頻脈，焦点性や多焦点心房頻拍，マクロリエントリー心房頻拍（心房粗動を含む），接合部頻拍，房室結節リエントリー性頻拍，房室リエントリー性頻拍である。このガイドラインでは，心房細動は上室性頻拍に含めてはいない。

上室性頻拍は発生機序により，リエントリー性か自動能性に大別できる（表2）。

1) リエントリー性

　通常の洞結節→心房→房室結節→His束・脚・Purkinje線維→心室の経路のほかに電気興奮が伝播してしまう副伝導路があり，それがリエントリー回路となる。そして，期外収縮が引き金となり電気興奮がリエントリー回路内を廻り続けることで電気興奮が連続して，頻脈となる。リエントリー回路の場所がどこにあるかによって疾患が違う。

　副伝導路が心房－心室間にあれば，房室リエントリー性頻拍という。副伝導路が房室結節内にあれば，房室結節リエントリー性頻拍となる。他にも副伝導路は洞結節内などにもありうるが，小児ではまれである。房室リエントリー性頻拍で一番有名なのはWolff-Parkinson-White syndrome (WPW症候群) である。補足となるが，発作性上室性頻拍 (paroxysmal supra ventricular tachycardia；PSVT) はリエントリー性頻拍の総称として使われていたこともあるが，最近はあまり好まれない。

　前述したように，心房粗動もリエントリー性上室性頻拍に含まれる。マクロリエントリー心房頻拍や心房内リエントリー頻拍とも表現され，小児の分野では，Fontan術後，Mustard術後，Senning術後，Fallot四徴症術後，数年から数十年経過している患者で起こる可能性がある。

2) 自動能性

　自動能性上室性頻拍・頻脈は，焦点性・多焦点心房頻拍，心房細動，異所性接合部頻拍など，洞結節以外の部位のペースメーカー細胞が過剰に電気興奮を発生させることにより頻脈となる。焦点性・多焦点心房頻拍は異所性心房頻拍とも記述される。

表2 ▶ 上室性頻拍の分類まとめ

1. リエントリー性	房室リエントリー性頻拍	WPW症候群など
	房室結節リエントリー性頻拍	
	心房粗動	
2. 自動能性	焦点性・多焦点心房頻拍	
	異所性接合部頻拍	
	(心房細動)	

追加 ディスカッション

図3のモニター図を見てほしい。

これは別の患者であるが，房室リエントリー性頻拍で入院中に上室性頻拍の発作を起こした例である。図3Aは，心房期外収縮（?マーク）をきっかけに上室性頻拍（vマーク）が起きた瞬間である。図3Bは脈拍が，一瞬にして120回/minから180回/minになり，上室性頻拍の発作が停止するとまた一瞬にして120回/minに戻った様子である。これはまさにリエントリー性頻拍の特徴である急な脈拍の変化である。

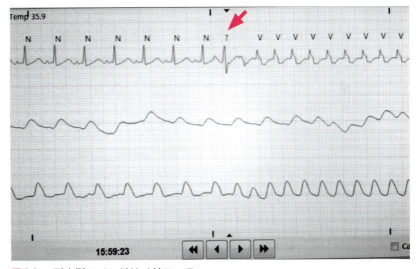

図3A ▶ 別症例のベッドサイドモニター

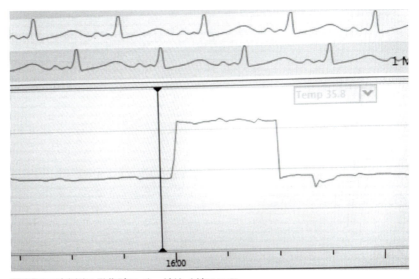

図3B ▶ 別症例の発作時のベッドサイドモニター

これは忘れるな！Take-home message

- ▶ 小児頻脈への初期対応はPALSガイドラインをしっかりと確認しよう
- ▶ アデノシン使用前に12誘導心電図の電極を装着して，心電図の変化を記録しよう
- ▶ 三方活栓を使用して，アデノシンを急速静注したあとに生理食塩液10〜15mLを急速静注しよう

最終経過

　入院後は，βブロッカーであるプロプラノロールを開始して，上室性頻拍の発作は起こらず，無事退院となった。

文献

1) American Heart Association：PALSプロバイダーマニュアルAHAガイドライン2015準拠. シナジー, 2018.
   必読！　説明するまでもなし。筆者も，折りたたみ式のPALSマニュアルを当直のときいつも持ち歩いている。

2) Page RL, et al：2015 ACC/AHA/HRS Guideline for the management of adult patients with supraventricular tachycardia: a report of the American College of Cardiology/American Heart Association Task Force on Clinical Practice Guidelines and the Heart Rhythm Society. J Am Coll Cardiol. 2016；67(13)：e27-115.
   成人のガイドラインだが，上室性頻拍の定義を記述するために参考にした。

——佐々木潤

4 ID

1 小児癌患者の化学療法中の敗血症，発熱性好中球減少症

症例 11歳女児

主訴	発熱，頻脈，血圧低下
現病歴	T細胞性急性リンパ性白血病（1年前に診断）のため治療を受けている。プロトコールに沿って治療が進められたものの約4週間前に再発が認められ，シタラビン（Ara-C）を含む薬剤により再寛解導入療法が開始された。約3週間前に発熱性好中球減少症（febrile neutropenia；FN）のためCFPMによる治療が行われた。血液培養を含む検査では発熱源は明らかにならなかったが，好中球数は回復し，約1週間前にCFPMによる治療を終了した。 その後の経過は比較的良好で，患児は血小板輸血のため来院した。しかし輸血の際に頻脈になり，その後発熱と血圧の低下が認められたため，小児集中治療室で入院加療が行われることとなった。
家族歴	特記事項なし
バイタルサイン	入院時体温39.3℃，心拍数160回/min，血圧86/51mmHg，呼吸数32回/min
身体所見	外観：やや疲れた印象はあるものの明らかな意識障害なし。頭頸部：口腔内点状出血あり，鵞口瘡なし。胸部：肺音清明，明らかな心雑音なし，皮下埋め込み型ポート周囲，皮下トンネル内に圧痛なし。腹部：圧痛なし。皮膚：左下腿に暗い発赤を伴う約2cm程度のあざのような部位あり。患者によると，血小板投与後から気づいていたものの，知らないうちにぶつけたのだろうと思っていた。

初期治療 輸液療法，CFPMとVCMの投与，酸素吸入2L/minが開始された。

診断・治療経過

　入院時の好中球数は0で，血小板数は5万7,000/μLだった。CFPMとVCMの投与が続けられたものの発熱と低血圧は続き，ノルアドレナリン点滴静脈投与が開始された。また，左下腿の病変が広がりを見せたため，皮膚生検が行われた。その後下腿の病変の中心部は出血性，壊死性の変化を見せた。

　入院2日目になり血液培養からオキシダーゼ反応陽性のグラム陰性桿菌（gram-negative rod；GNR）が分離され，小児感染症科が併診することとなった。その際，GMが追加され，CFPMはMEPMに変更された。

　入院3日目，血圧に改善がみられた。また血液培養から分離された細菌は緑膿菌と判定され，VCM投与は中止された。しかし，前日に行われた血液培養からもまたGNRが分離された。血液培養陽性までにかかった時間は，末梢静脈から採取された培養で21時間，皮下埋め込み型ポートで18時間であった。小児感染症科は皮下埋め込み型ポートの抜去を強く勧めたが，その時点では血液腫瘍科の方針で抜去しないとの判断がなされた。

　入院4日目，緑膿菌の薬剤感受性が判明し，CFPM耐性，MEPM感受性，GM感受性であることがわかった。GMは中止された。その後も血液培養陽性と発熱は続き，入院5日目に皮下埋め込み型ポートの抜去術が行われた。

ディスカッションポイント

1　小児癌患者の発熱性好中球減少症（FN）

　FNは癌患者の化学療法において避けられない副作用であるが，時に重篤な感染症につながることもあり，発熱が起こった場合には細心の注意をもって診療にあたることが必要となる。好中球が減少した患者では免疫健常者と違い，時として感染症を発症しても明らかな症状がみられないことがある。そのため，初期治療には体系的なアプローチがとられることが一般的である。

　日本臨床腫瘍学会[1]や米国感染症学会（Infectious Diseases Society of America；IDSA）[2]などからは主に成人の，また国際小児発熱・好中球減少症ガイドライン委員会（The International Pediatric Fever and Neutropenia Guideline Panel）[3]からは小児のFNを対象とした診療ガイドラインが出版されている。Multinational Association of Supportive Care in Cancer（MASCC）スコアは成人分野でリスク評価に広く用いられているが，その有用性は小児では確立されていない。

癌患者以外の敗血症診療での原則と同じように，抗菌薬投与の遅延は死亡率の上昇など好ましくない結果につながるため[4]，FNにおいても迅速な抗菌薬の投与が求められる。抗菌薬の第一選択には緑膿菌を含む幅広いグラム陰性菌に対して活性を持つもの（CFPM，CAZ，MEPM，TAZ/PIPCなど）が推奨されるが，上記の診療ガイドラインでは特定の薬剤を指定していない。しかしながら，なるべく狭い抗菌活性の薬剤を使用するという原則，またCAZへの耐性菌の増加やCFPMのグラム陽性菌に対する活性などから，CFPMを第一選択とする施設が多い。わが国の薬剤添付文書では小児への使用の安全性は確立されていないとされるが，欧米では150mg/kg/dayを3分割する用量が推奨されている。また，MEPMは60mg/kg/dayを3分割することが一般的である。VCMやアミノグリコシドは血中濃度に基づいて治療を進める。

多剤併用療法は必ずしも良い治療結果に結びつかず，むしろ副作用を引き起こす場合があるため，多くの場合には単剤療法が推奨される[5]。しかし，血行動態が不安定な場合は，原因菌の感受性が判明するまでアミノグリコシド系などを追加することが一般的である[3]。

本症例では低血圧を併発していたことを考えると，アミノグリコシドの投与を初期治療の時点で開始することもできたと考えられる。初期治療におけるVCMの使用は一般的には推奨されないが，中心静脈カテーテルの感染や皮膚・軟部組織感染が疑われる場合にはVCMが使用されるべきである。また，急性骨髄性白血病の寛解導入療法中やシタラビンを含む化学療法など，α溶血性レンサ球菌による菌血症のリスクが高い場合にもVCMの使用は適切である。好中球減少症に血行動態不安定が伴う場合にVCMを推奨する文献もあるが，これは意見のわかれるところである。

FNにおける治療目的での顆粒球コロニー刺激因子（G-CSF）の有用性は確立されておらず，推奨されない（予防目的の使用についてはIDSAガイドラインなどの記述を参照）。

2 中心静脈ライン関連血流感染症（CLABSI）

好中球減少に加え，中心静脈カテーテルなど癌患者の治療に必要な機器の使用はこうした患者の感染症を考える上で重要な要素となる。本症例でみられたカテーテル使用直後（本症例では血小板輸血）の発熱や低血圧といった症状はCLABSIを強く疑わせる。そのため，VCMの初期治療での使用は適正であったと考えられる。

免疫不全患者では異常所見が明らかになりにくいことがあるため，身体診察に

は細心の注意を払うべきである．特に，皮下埋め込み型ポートなど中心静脈カテーテルの皮下トンネルの圧痛や発赤は見逃されることがあるため，注意する必要がある．ただし，これらの所見がなくてもCLABSIを否定することはできない．

本症例でみられた皮膚病変は壊疽性膿瘡（ecthyma gangrenosum）で，古典的には緑膿菌の血行感染でみられるが，多くの細菌で起こりうる．時間が経つにつれ特徴的な壊死性病変を呈するものの，初期の病変は判別しづらいことがあるため注意が必要である[6]．CFPMによる治療にもかかわらず全身状態が悪化していたことや壊疽性膿瘡の存在から，小児感染症科が併診した時点で薬剤耐性のグラム陰性菌感染が強く疑われた．MEPMは非常に広い抗菌活性を持つが，すべての菌が含まれるわけではない．カルバペネム耐性腸内細菌科細菌や*Stenotrophomonas maltophilia*がその例である．本症例ではオキシダーゼ反応陰性だったことから*S.maltophilia*は可能性が低いと判断され，MEPMとGMの組み合わせで重要な細菌はほぼ網羅できると考えられた．

一方で，血行動態が安定している場合はむやみに抗菌薬を広域に変更することは推奨されない．同様に，VCMは必要でないと判断された時点で中止されるべきである．

CLABSIの診断は時として難しいが，血液培養陽性までの時間差（differential time to positivity）が有用な場合がある．この方法では，中心静脈ラインからの血液培養が末梢静脈からの培養よりも2時間以上短い時間で陽性となった場合に，CLABSIの可能性が高いとされる．末梢静脈からの採血は小児では行われないこともあるが，CLABSIの診断には不可欠である．

CLABSIの最も確実な治療法はカテーテルの抜去であるが，患者にとって抜去が常に最良の選択であるわけではない．しかし，本症例では敗血症を伴っていたこと，緑膿菌感染であったことからカテーテル抜去が早い時点で強く推奨された．緑膿菌や黄色ブドウ球菌は重篤な感染症を起こす可能性が高いことから，抜去の絶対的適応となる．他に，**表1**に示した細菌も抗菌薬のみでの治癒が難しいことから抜去の絶対的適応となる[7]．

一方で，中心静脈ライン留置は輸液や昇圧剤投与など敗血症治療において重要になることが多く，感染症科チームと主治医チームとの話し合いが重要となる．

表1 ▶ CLABSIにおけるカテーテル抜去の絶対的適応

臨床適応	・重症敗血症 ・重篤な合併症（化膿性血栓静脈炎，心内膜炎，骨髄炎，肺塞栓症など） ・皮下トンネル内感染症 ・埋め込み型ポート皮下ポケット感染症 ・抗菌薬治療に反応しない刺入部感染症 ・遷延する血液培養陽性（治療開始から72時間以上など）
細菌学的適応	・緑膿菌 ・黄色ブドウ球菌 ・バチルス属 ・ミクロコッカス属 ・真菌（カンジダなど） ・プロピオニバクテリウム属

これは忘れるな！ Take-home message

▶ FNで発赤や壊死を伴う皮膚病変がみられたら播種性感染症を疑う
▶ 全身状態の悪化がみられる患者では広域の抗菌薬を使うことをためらわない。その一方，個々の抗菌薬の必要性の評価を怠らず，必要ない場合には中止する
▶ CLABSIではカテーテル抜去の必要性を常に吟味する

最終経過

ポート除去後は血液培養陰性となり，発熱も止まった。左下腿病変も改善をみせた。その後好中球数は改善し，術後10日の時点で400/μLであった。メロペネムはその時点で中止され，退院となった。本症例では感染源であるポートが抜去されたこと，解熱後数日が経過していたこと，全身状態が良好であったこと，そして好中球数が上昇傾向にあったことから，抜去術後10日間の投与が適切と考えられた。

前述の日本臨床腫瘍学会やIDSAのガイドラインでは，解熱が得られることに加えて，最短で好中球数500/μL以上となるまで抗菌薬を続けるよう推奨されている[1)2)]。またThe International Pediatric Fever and Neutropenia Guideline Panelの小児対象のガイドラインでは「骨髄の造血機能（造血能）回復傾向がみられること」とされており，好中球数については明確に言及されていない[3)]。

抗菌薬投与を続ける期間については施設によってばらつきがあるが，症例ごとに最善と思われる治療計画が立てられるべきであり，また経過とともにそれを見直すことも重要である。

文 献

1) 日本臨床腫瘍学会，編：発熱性好中球減少症（FN）診療ガイドライン改訂第2版．南江堂，2017．

2) Freifeld AG, et al：Clinical practice guideline for the use of antimicrobial agents in neutropenic patients with cancer：2010 update by the infectious diseases society of america. Clin Infect Dis. 2011；52(4)：e56-93．

3) Lehrnbecher T, et al：Guideline for the management of fever and neutropenia in children with cancer and hematopoietic stem-cell transplantation recipients：2017 update. J Clin Oncol. 2017；35(18)：2082-94．

   必読！ 上記3文献は，FNの代表的な国内・国際ガイドライン。

4) Rosa RG, et al：Cohort study of the impact of time to antibiotic administration on mortality in patients with febrile neutropenia. Antimicrob Agents Chemother. 2014；58(7)：3799-803．

   ブラジルの単一施設で行われた前向きコホート研究。来院から抗菌薬投与までの時間が患者に及ぼす影響を調べた。成人患者169人に起こった計307回のFNの解析結果。コックス比例ハザードモデルで導いたハザード比は1.18，95％信頼区間は1.10〜1.26であった。

5) Paul M, et al：Beta-lactam versus beta-lactam-aminoglycoside combination therapy in cancer patients with neutropenia. Cochrane Database Syst Rev. 2013；29(6)：CD003038．

   コクラン・ライブラリーによる，計71の研究を用いたシステマティックレビューとメタ解析。βラクタム系とアミノグリコシド系の併用はβラクタム系単剤療法に比べて良い結果をもたらさず，むしろ副作用が増えるとした。

6) Serious Bacterial Infections Caused by Enterobacteriaceae (With Emphasis on Septicemia and Meningitis in Neonates) Figure 27 Sepsis due to Pseudomonas aeruginosa with early ecthyma gangrenosum.
   [https://redbook.solutions.aap.org/]

7) Mermel LA, et al：Clinical practice guidelines for the diagnosis and management of intravascular catheter-related infection：2009 update by the Infectious Diseases Society of America. Clin Infect Dis. 2009；49(1)：1-45．

   必読！ 中心静脈ライン関連血流感染症のガイドライン（IDSA）。

   〔稲垣健悟〕

4 ID

2 骨髄移植後の感染症

症例 3か月女児

主訴	発熱，多呼吸，頻脈
現病歴	新生児マススクリーニングとその後の検査により重症複合免疫不全と診断され（米国で出生），その治療としてHLA適合非血縁ドナーからの臍帯血移植が行われることとなった．移植前サイトメガロウイルス（CMV）抗体は陰性だった．軽度の咳嗽と鼻汁がみられたが大きな感染性合併症はみられず，ブスルファン，シクロホスファミド，抗胸腺細胞グロブリン（anti-thymocyte globulin；ATG）製剤による前処置が行われた．ST合剤は臍帯血移植のプロトコールに従い移植前に中止された．また，GVHDの予防のためメトトレキサートとシクロスポリンの投与が行われた．感染予防にはミカファンギンが使われた．移植後の経過は比較的良好だったが，10日目になって発熱，多呼吸，頻脈がみられ，集中治療チームが病室に呼ばれることとなった．
家族歴	特記すべきことなし
バイタルサイン	体温38.6℃，心拍数183回/min，血圧120/33mmHg，呼吸数45回/min
身体所見	全身所見：ややぐったりしている．頭頸部：口内炎あり，鵞口瘡なし．胸部：肺野に明らかなラ音なし，明らかな心雑音なし，皮下埋め込み型ポート周囲異常なし，肋骨弓下陥没呼吸あり．腹部：腹部膨満がみられる．皮膚：おむつかぶれあり，口周囲紅斑を伴う発疹あり

初期治療 患者は小児集中治療室に移され，高流量鼻カニューラ酸素療法（8L/min），VCMとCFPMの投与が開始された．

診断・治療経過

好中球数は移植片の生着前のため0だった。また，それと同時に体重増加，ビリルビン値の増加，肝腫大がみられ，肝中心静脈閉塞症（VOD）を併発していると考えられたため，defibrotide（2019年2月現在，日本では承認申請中）が開始された。

口周囲の発疹はさらに広がり，また手足にも発疹がみられるようになったため超急性GVHDが疑われ，メチルプレドニゾロンの投与も開始された。鼻咽頭のウイルス検査ではアデノウイルスが検出され，小児感染症科が併診することとなった。血液培養は陽性とならず，VCMは2日で中止された。

血中アデノウイルスのPCR検査は陽性で，定量値は160万DNAコピー/mLだった。再検査でも血中アデノウイルスPCRは陽性だった。血液腫瘍科，集中治療科，感染症科，そして患者の両親の間で議論が交わされた後，cidofovir（2019年2月現在，日本未承認）を1mg/kgで週3回投与が開始された。

ディスカッションポイント

1 小児造血幹細胞移植患者の合併症（図1）[1]

造血幹細胞移植，特に自家移植でなく同種移植の場合には，前処置により免疫細胞の数・機能ともに低下し感染に対して非常に脆弱な状態になることに加えて，GVHDやVODなど移植片への反応に伴う合併症が頻繁に起こる。こうした感染性・非感染性合併症は互いに似た症状を呈することが多く，また特に乳幼児でSIRSを伴うこともあるため，集中治療科や感染症科を含めた複数の科が診療に関わることが多い。また，これらの合併症は同時に起こることもよくあるため，注意が必要である。

移植片の生着（移植後42日以内に好中球数500/μL以上への上昇がみられること）前が，最も感染のリスクが高い期間である。前処置に使われる化学療法薬（ブスルファン，メルファランなど）は，癌治療に使用される薬剤に比べ概して骨髄毒性が強く，またATGはT細胞の数・機能に大きな影響を及ぼす。

全身照射も前処置でよく行われるが，それに伴う口腔・腸管粘膜傷害も感染の要因となる。そのため細菌感染のリスクは高く，施設によっては予防的に抗菌薬を使用する。ヘルペス属は潜伏感染を起こすため，過去に感染歴がある患者はこの時期に単純ヘルペスウイルスなどの再活性化を起こす。移植前検査で抗体陽性の場合はアシクロビルを予防的に使用する施設が多い。

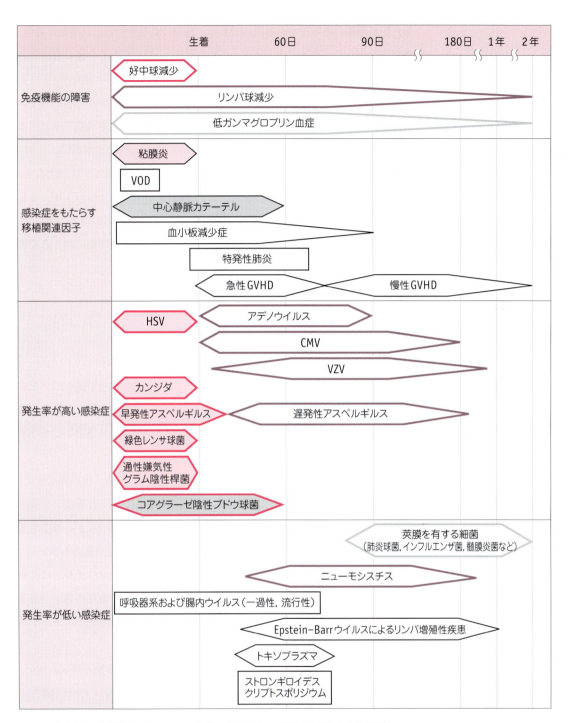

図1 ▶ 造血幹細胞移植を受けている患者で予測される日和見感染と出現時期
感染のベースとなる，免疫機能の障害は枠線（□：好中球減少症，□：リンパ球減少，□：低ガンマグロブリン血症），各障害は色（□：粘膜障害，□：皮膚障害）で表す。

（文献1を元に作成）

また抗真菌薬の予防投与も一般的である。移植片の生着の際には発熱，発疹，肺野異常陰影がみられることがあり（生着症候群），感染症やその他の合併症と判断がつきにくい[2]。

リンパ球などの機能が回復するまでには移植後1年程度はかかると言われており，移植片が生着して見かけの血球数が上昇した後も，引き続き免疫不全状態は続くと考えるべきである。移植後100日程度は特に感染のリスクが高い。

GVHDに伴う腸管障害や免疫抑制薬の使用も感染を引き起こす要因となる。また，特発性器質化肺炎〔cryptogenic organizing pneumonia；COP，もしくは特発性閉塞性細気管支炎・器質化肺炎（bronchiolitis obliterans and organizing pneumonia；BOOP）〕などの呼吸器合併症はこの時期に起こることがあり，感染症と混同されやすい[2]。

2 小児造血幹細胞移植患者のアデノウイルス感染症

アデノウイルス感染は移植後3か月程度までの期間に特に頻度が高く，小児患者では10～20％で血中PCRが陽性になると言われている[3]。ATGの使用，臍帯血移植，HLA不適合，GVHD，また移植前のアデノウイルス感染などが危険因子として挙げられる。

症状がみられる場合は胃腸炎のような症状が多いが[4]，肺炎，出血性膀胱炎，腎炎，尿細管間質性腎炎，肝炎，脳炎なども起こしうる[5]。PCR陽性でも無症状の場合も多いが，数週間のうちに致死率の高い播種性感染につながる確率が高い[6]。そのため，リスクのある患者では血中PCR検査を毎週行う施設も多い。

本症例では移植前に咳嗽や鼻汁がみられたが，これらがアデノウイルスによるものだったかどうかは明らかではない。しかし，移植前のごく軽度の感染が重篤化しうることは念頭に置いておく必要がある。同様のことはRSウイルス，インフルエンザ，パラインフルエンザなどにも当てはまる。

治療の適応は施設によって異なるが，症状がある場合には診断が確定し次第，抗ウイルス薬を考慮することが多い。無症状の場合，通常2回以上PCR陽性になった場合に治療が考慮されるが，移植後間もないほど治療開始のためのウイルス量の閾値は低くなる[3]。現時点ではcidofovirが最も治療効果の高い抗ウイルス薬だが，腎毒性や骨髄抑制など特に移植後には好ましくない副作用があるため，治療開始前にはあらゆる側面から吟味する必要がある。本症例中で紹介された薬剤用量のほかに，5mg/kgを週に1回投与する方法もあり，成人症例ではこちらの投与方法が一般的である[3]。

腎毒性の少ない経口薬（brincidofovir）が開発され臨床現場でも使われ始めた

が，まだ市場に出回るには至っていない[7]。抗ウイルス薬は通常血中アデノウイルスのPCRが2週間程度継続して陰性になるまで続けられる。

これは忘れるな！ Take-home message

- ▶ 造血幹細胞移植後には様々な感染性・非感染性合併症が起こりうるので，幅広い鑑別疾患を考慮する
- ▶ 鑑別疾患の評価には移植後の時期を考慮する
- ▶ 移植後のアデノウイルス感染は重篤化しうるため，早期診断・治療を念頭に置く

最終経過

発熱は改善し，呼吸状態にも改善がみられたため，患児は骨髄移植病棟に移った。移植後19日頃には移植片の生着もみられ白血球数は改善を見せたが，同じ時期に多呼吸が再発し酸素の必要量が増したため，集中治療室に再度入院することとなった。その際，VODに由来する腹水や浮腫も影響していると考えられ，フロセミドの投与も行われた。

その後は治療に大きな変化は加えられなかったが良好に経過し，移植後26日の時点で骨髄移植病棟に移った。血中アデノウイルスの定量値は最初の検出から1週間で32万DNAコピー/mL，2週間で1,100 DNAコピー/mLと改善を見せ，3週間目で陰性となった。2度の陰性検査を確認の上，cidofovirは中止された。

経過中，腎機能に異常はみられなかった。VODやGVHDによると思われた症状も改善をみせた。

文献

1) Van Burik JA, et al: Infection in the severely immunocompromised host. Clinical Oncology. 3rd ed. Abeloff MD, et al, ed. Churchill Livingstone, 2004, p942.

2) Young JAH, et al：Infections in recipients of hematopoietic stem cell transplants. Mandell, Douglas, and Bennett's principles and practice of infectious diseases. 8th ed. Bennett JE, et al, ed. Saunders, 2014, p3425-39.
   必読！ 感染症学の教科書の1章で，造血幹細胞移植後の感染症と非感染性合併症について論じている。

3) Lee YJ, et al：Approach to adenovirus infections in the setting of hematopoietic cell transplantation. Curr Opin Infect Dis. 2017；30(4)：377-87.
   必読！ 造血幹細胞移植後のアデノウイルス感染症への臨床現場での対応を，過去の文献をもとにまとめている。

4) de Mezerville MH, et al：Adenoviral infections in pediatric transplant recipients：a hospital-based study. Pediatr Infect Dis J. 2006；25(9)：815-8.
   小児の移植後アデノウイルス感染症についての後ろ向きコホート研究で，消化器を含めた様々な臓器で感染を起こしうることを報告した。

5) Echavarria M：Adenoviruses in immunocompromised hosts. Clin Microbiol Rev. 2008；21(4)：704-15.
   骨髄移植を含めた免疫不全宿主におけるアデノウイルスについての詳細な総説。やや古いので，治療などについてはほかに示した文献を参照。

6) Lion T, et al：Molecular monitoring of adenovirus in peripheral blood after allogeneic bone marrow transplantation permits early diagnosis of disseminated disease. Blood. 2003；102(3)：1114-20.
   同種間造血幹細胞移植を受けた小児患者の前向きコホート研究。アデノウイルスPCRの場合に致死率が高いこと(82%)を報告した。

7) Rhee EG, et al：Adenoviruses. Mandell, Douglas, and Bennett's principles and practice of infectious diseases. 8th ed. Bennett JE, et al, ed. Saunders, 2014, p1787-93.
   感染症学の教科書のアデノウイルス感染症について論じられた章。

   ― 稲垣健悟

4 ID

3 日和見感染症

症例 4歳男児

主訴	発熱
現病歴	6か月前に急性骨髄性白血病と診断され，化学療法中。経過中に何度か発熱性好中球減少症（FN）を発症した。最も最近のFNは1.5か月前で，発熱は10日間続いた。明らかな感染巣は見つからなかったがCFPMで治療され，ボリコナゾールも投与された。その後は比較的良好に経過し，2週間ほど前にシタラビンを含む薬剤による化学療法が行われ，それ以来好中球数は0である。 患児は数日前から左胸部に違和感があった様子だが，母親が聞いてもはっきりとは説明できなかった。39℃の発熱がみられるようになったため来院し，精査加療目的で入院となった。胸部X線では左肺上葉に浸潤影が認められたため，肺炎として治療されることになった。しかし，発熱3日目には左胸部の違和感は明らかな胸痛となり，頻脈・多呼吸も伴ったため小児集中治療室に移ることとなった。
バイタルサイン	体温39.6℃，心拍数186回／min，血圧100／67mmHg，呼吸数36回／min
身体所見	全身所見：疲れた印象。頭頸部：口腔粘膜炎あり。胸部：左上肺野ラ音あり，明らかな心雑音なし，皮下埋め込み型ポート周囲に異常なし。腹部：腹部膨満なし，圧痛なし。皮膚：発疹なし

初期治療 CFPMとVCMの投与，酸素投与が始められた。胸部CTが行われることになった。

診断・治療経過

　胸部CTでは左肺上葉に，肺浸潤影がリング状に中心部のすりガラス状陰影を取り囲む様子がみられ (reversed halo sign)，放射線科の読影から真菌感染が疑われたため，小児感染症科が併診となった。

　血液腫瘍科によってボリコナゾール (9mg/kg 12時間ごとを1日，その後8mg/kg) が開始されたが，感染症科によってアムホテリシンBリポソーム製剤点滴静注 (5mg/kg 24時間ごと) に変更された。

　改めて行った診察では，鼻腔内に黒色の病変がみられ，副鼻腔・頭部CTが追加された。上顎洞の骨破壊性病変が認められ，急遽，耳鼻咽喉科にコンサルトされた。また，胸部病変も真菌，特に糸状菌による感染が強く疑われたため小児外科による評価が要請された。

　耳鼻咽喉科により副鼻腔手術が，また小児外科により胸腔鏡下左肺上葉部分切除術が行われた。肺切除片と副鼻腔病変のカルコフロールホワイト染色によって糸状菌の菌糸が確認され，その特徴 (幅の広い無隔菌糸，aseptate hyphae など) からムコール症 (mucormycosis) などが強く疑われた。血中ガラクトマンナン抗原検査は陰性だった。

ディスカッションポイント

1 免疫不全患者における真菌感染症

　免疫不全患者ではニューモシスチス，クリプトコッカス，カンジダ，アスペルギルスなど様々な真菌が侵襲性感染を起こしうる (表1)。

　①**ニューモシスチス**：ニューモシスチスは非常によく知られた日和見感染の原因であり，白血病，骨髄・臓器移植者，HIV感染患者など幅広い免疫不全症で時に重篤な肺炎を起こす。ST合剤による予防が確立されているが，副作用 (骨髄抑制など) などの理由でほかの薬剤が使われた場合や患者が服薬を怠った場合に感染が起こることがある。特に乳児で頻度が高い。診断には通常，気管支肺胞洗浄液の病理検査やPCRを必要とする。

　②**カンジダ**：臨床現場で重要になる酵母 (yeast) の中ではカンジダが大半を占め，*Candida albicans* がその中でも最も頻度が高い[1]。鵞口瘡は頻繁にみられる症状だが，免疫の状態によっては食道炎を起こし，痛みから食欲不振に陥ることもある。カンジダはカテーテル関連血流感染症の重要な原因であり，カテーテル抜去の絶対的適応となる (④ID-❶145頁，表1参照)。播種性感染では肝脾の病

表1 ▶ 臨床的に重要な真菌の分類

分類			主な菌種
真菌	糸状菌（molds）	無隔菌糸（aseptate hyphae）	接合菌門（Zygomycetes，主にムコール症の原因菌）	クモノスカビ（*Rhizopus*） ケカビ（*Mucor*） リゾムコール（*Rhizomucor*） ユミケカビ（*Absidia*） クスダマカビ（*Cunninghamella*）
		有隔菌糸（septate hyphae）	黒色真菌（dematiaceous molds）	ビポラリス（*Bipolaris*） カーブラリア（*Curvularia*） クラドフィアロフォラ（*Cladophialophora*）
			硝子様有隔性糸状菌（hyaline septate molds）	アスペルギルス（*Aspergillus*） フザリウム（*Fusarium*）
			皮膚糸状菌（dermatophytes）	小胞子菌（*Microsporum*） トリコフィトン（*Trichophyton*）
			二形性真菌（dimorphic fungi）	ヒストプラズマ（*Histoplasma*） ブラストミセス（*Blastomyces*） コクシジオイデス（*Coccidioides*）
	酵母（yeasts）			カンジダ（*Candida*） クリプトコッカス（*Cryptococcus*） トリコスポロン（*Trichosporon*）

変や眼内炎，心内膜炎などを起こすことがある[2]。新生児などでは髄膜炎を合併することもある。

　③**糸状菌**：一般的に糸状菌（mold）は，皮膚糸状菌など一部を除き，酵母に比べて侵襲性の高い感染症を起こし，致死率が高い。アスペルギルスはその中でも代表的であるが，予防薬使用の広がりによりムコール症などその他の糸状菌も見逃せない原因となっている。遷延する好中球減少症が最も重要な危険因子だが，長期のステロイド使用にも注意を払う必要がある。真菌を吸入することによって起こるためアスペルギルスでは肺が，ムコール症では副鼻腔や肺が侵されることが多く，血流を介して様々な臓器に広がることがある。

　糸状菌の肺感染症は咳嗽，発熱，胸痛などの症状を呈することが多いが，好中球数が低い場合には炎症反応が抑えられ，はっきりとした症状がみられないこともあるので，慎重な診察，鑑別診断の吟味の上，必要であればCT検査なども考慮すべきである[3]。本症例のように好中球減少患者での発熱を伴う胸痛では，糸状菌感染を強く疑う必要がある。

　胸部CT検査ではhalo sign（すりガラス状陰影が肺病変を取り囲むようにみられる所見）がアスペルギルス症に，reversed halo signがムコール症にそれぞれ関連づけられることが多いが，これらに特異的な所見ではないため，放射線所見によって原因菌種を同定するのは不可能である。air crescent sign（結節性

肺病変を取り囲む空洞)は糸状菌感染を強く疑わせるものだが，急性期にはみられないことも多い。

　副鼻腔炎は古典的にはムコール症と結び付けられることが多いが，アスペルギルスでもみられる。頻度は低いがフザリウム(*Fusarium*)や黒色真菌(dematiaceous mold)なども副鼻腔炎を起こしうる。特に乳幼児では鼻腔の病変などが見逃されることがある。種類により使用できる抗真菌薬が異なるため，早い段階で病変の生検などを行い菌種を特定することが望ましい。

　炎症反応検査(CRPなど)は典型的には上昇がみられるが，細菌感染などと区別をつけることは難しい。ガラクトマンナン検査はアスペルギルス症の診断には役立つことがあるが，ムコール症では基本的に陰性である。

2 免疫不全患者における真菌感染症の治療

　真菌感染が疑われた場合は診断が確定しなくても抗真菌薬の投与が考慮されるべきである。また，外科的切除は治療の中で重要な役割を持つ。

　アムホテリシンBは幅広い抗真菌活性を持ち，侵襲性感染が疑われた多くの場合に第一選択となる(*Aspergillus terreus*, *Candida lusitaniae*など例外はある)。その一方で，腎毒性，低カリウム血症，点滴に伴う発熱，悪寒などの好ましくない副作用のため，適応を吟味する必要がある。リポソーム製剤ではこういった副作用は少ないが，それでも一定の確率で起こりうる[4]。

　アゾール系は多くの製剤が開発されており，臨床現場でもよく使われる。診断が確定した際，糸状菌感染の場合はボリコナゾールやポサコナゾールが使われることが多く，特にボリコナゾールはアスペルギルス症治療の第一選択である[3]。ただ，ムコール症には活性がないため，ムコール症ではポサコナゾールが選択されることが多い[5]。

　ポサコナゾールはそれ以外にも幅広い活性を持っているため，抗真菌薬が効きづらい感染症では重宝する。ただし，錠剤を服用できない小児で使用する液体製剤は，脂肪分の多い食べ物や炭酸飲料と一緒に服用する必要があるため，抗癌剤治療中には障壁になりうる。

　ほとんどの酵母感染(主にカンジダ症)ではフルコナゾールが第一選択になるが，耐性がある場合にはエキノカンジン系で治療できる場合が多い。また，ボリコナゾールやポサコナゾールも酵母に対して高い活性がある。

これは忘れるな！Take-home message

▶ 好中球減少患者での発熱を伴う胸痛では，糸状菌感染（アスペルギルス，ムコール症など）を疑う
▶ 糸状菌感染症の治療には，外科的切除と培養による菌種の同定に基づいた抗真菌薬投与が不可欠である

最終経過

数日して，好中球数の回復がみられ発熱も改善した。病理検体の培養ではクモノスカビ（*Rhizopus*，ムコール症の一種）が陽性となった。アムホテリシンBリポソーム製剤は1週間ほど投与された後，改善傾向を確認の上，ムコール症に活性のあるポサコナゾール経口（6mg/kg 6時間ごと，血中濃度安定後は12mg/kg，12時間ごと）に変更された。

全身状態の回復後，血液腫瘍科病棟に移った。化学療法も再開され，8週間後に行われたCT再検査では明らかな病変の再発を認めなかった。急性骨髄性白血病の治療に造血幹細胞移植が必須と考えられたため，家族，血液腫瘍科，感染症科による話し合いの結果，ポサコナゾールを継続して移植にのぞむこととなった。

文献

1) Pfaller MA, et al：Results from the ARTEMIS DISK Global Antifungal Surveillance Study, 1997 to 2007：a 10.5-year analysis of susceptibilities of Candida Species to fluconazole and voriconazole as determined by CLSI standardized disk diffusion. J Clin Microbiol. 2010；48(4)：1366-77.
   39カ国127箇所の医療施設で臨床検体から分離された酵母についての，種類や抗真菌剤に対する耐性についてまとめられた論文。*Candida albicans*がカンジダのうち60％以上を占め最も頻度が高く，98％以上がフルコナゾール感受性であることを報告した。

2) Pappas PG, et al：Clinical practice guideline for the management of Candidiasis：2016 Update by the Infectious Diseases Society of America. Clin Infect Dis. 2016；62(4)：e1-50.
   必読！ IDSA（米国感染症学会）から発表されたカンジダ感染の治療ガイドライン。小児患者にも適用できる内容であり，AAP（米国小児学会），PIDS（米国小児感染症学会）からも承認されている。

3) Patterson TF, et al：Practice guidelines for the diagnosis and management of Aspergillosis：2016 Update by the Infectious Diseases Society of America. Clin Infect Dis. 2016；63(4)：e1-60.
   必読！ アスペルギルス感染の治療ガイドライン（IDSA）。PIDSからも承認されている。

4) Wingard JR, et al: A randomized, double-blind comparative trial evaluating the safety of liposomal amphotericin B versus amphotericin B lipid complex in the empirical treatment of febrile neutropenia. L Amph/ABLC Collaborative Study Group. Clin Infect Dis. 2000;31(5):1155-63.

   アムホテリシンBの，リポソーム製剤と通常の製剤を比較した二重盲検ランダム化比較試験。発熱性好中球減少症患者で腎毒性，低カリウム血症，点滴に伴う発熱などの副作用においてリポソーム製剤が優れていることを示した。

5) Dimitrios P, et al: Agents of mucormycosis and entomophthoramycosis. Mandell, Douglas, and Bennett's principles and practice of infectious diseases. 8th ed. Bennett JE, et al, ed. Saunders, 2014, p2909-19.

   感染症学の教科書のムコール症について論じられた章。

―― 稲垣健悟

4 ID

4 フォーカスを伴う敗血症 ――筋骨格系感染症

症例 10歳男児

主訴	股関節痛
現病歴	入院5日前に左股関節痛および発熱を認めた。その後，しだいに痛みは悪化し，間欠的な発熱（最高体温は40℃）も持続。イブプロフェンを内服していたが，入院当日には疼痛のため歩行困難となり来院。外傷，陰部痛，腹痛は認めず。救急外来にて，下記身体所見の異常を認めたため血液培養2セットおよび血液検査を施行。WBC $6.4×10^3/μL$と正常であるが，ESR 30mm/hr，CRP 15mg/dLと炎症反応の上昇を認めたため，整形外科コンサルトの上でMRIを施行。MRIにて左股関節部の化膿性関節炎の疑いとなり，手術および抗菌薬治療のため入院となる。年齢相応の予防接種はすべて接種済み。
家族歴	特記事項なし
バイタルサイン	体温39℃，心拍数104回/min，血圧100/64mmHg，呼吸数20回/min
身体所見	全身状態良好。頭頸部：異常なし。胸部：肺音清明，心雑音なし。腹部：圧痛なし。四肢：左鼠径部および左大転子部に圧痛あり，疼痛による左股関節の可動域制限あり。皮膚：発赤や腫脹なし。CRT 2秒以内。神経学的所見異常なし。

初期治療

　一般病棟入院後，徐々に2SDを超える頻脈・多呼吸の悪化を伴う全身状態不良を認めたため，輸液治療に加えてVCM15mg/kg/回およびCEZ 50mg/kg/回を開始。

診断・治療経過

その後速やかに外科的ドレナージを行い，関節液の培養等を提出。その後，血液培養2セットおよび関節液培養からMSSAを検出したため，抗菌薬をCEZのみに変更。抗菌薬開始後24時間後に解熱を認め，全身状態および股関節痛も改善した。血液培養の陰性化を確認し，CRPも改善傾向であったため，入院第5病日にCEX内服に切り替えた。理学療法も並行して行い，歩行可能となったため退院となった。

ディスカッションポイント

1 小児筋骨格系感染症の初期マネジメント

救急外来における敗血症の初期治療は，別項に詳述されているため省略する。

本症例の場合，救急外来では待機的マネジメントを行ったが，徐々にバイタルが悪化し，2005年のGoldsteinらによる定義に当たる"敗血症"の状態に至り，エンピリック治療を開始したケースである。筋骨格系感染症のマネジメントにおいては，患者の重症度の把握が最も重要であり，その後のアルゴリズムも重症度によって異なる。コロラド小児病院での診療アルゴリズムをもとに許可を得て作成した図1を参照してほしい[1]。

重症であれば，すぐに抗菌薬を開始して敗血症に準じた治療に従うが，もし状態が安定していれば，培養検体が得られるまで抗菌薬投与は可能な限り待つことが重要なポイントである。なぜなら，筋骨格系感染症は長期の治療を要するが，培養陽性の場合と陰性の場合では，その後のマネジメントに大きく影響するからである[2]。

よって，整形外科による起炎菌の同定のための病巣部位の骨生検・穿刺はきわめて重要となる（ただし，血液培養で既に起炎菌が陽性となっている場合は，ほかの適応がない限り必須ではない）。また，患者の状態が不安定な場合，関節の感染，ドレナージ可能な膿瘍が認められる場合にも，病巣コントロールとしても，外科的介入が重要となる。

生検の検体は，グラム染色，骨組織培養，そして病理検査（その他の鑑別疾患の除外目的）に提出する。関節液の場合は，これらに加えて細胞数，グルコース，蛋白質を調べる。

実際の抗菌薬の選択は，起炎菌の大部分を占める*Staphylococcus aureus*や*Streptococcus*をカバーすることを念頭に選択する。それに加えて，その地域のアンチバイオグラム，児の年齢や特徴的な病歴など（特にHibワクチン等の予防

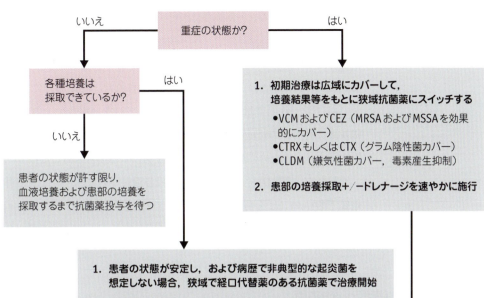

図1 小児の筋骨格系感染症のアプローチ

（文献1を元に作成）

接種歴は重要である！）を参考に決定する。具体的な選択については図1を参照してほしい。

本症例では，グラム陰性桿菌の可能性が低く，可能性股関節炎の診断が確定していたため，VCMおよびCEZで治療開始された。しかし，たとえば異なる症例において，乳児でHibワクチンを接種していない場合や，鎌状赤血球症を基礎疾患に持ち*Salmonella*感染症を疑うような場合では，VCMに加えてグラム陰性菌カバーのためにCTRXやCTXを選択する場合もあるだろう。

骨髄炎や化膿性関節炎への抗菌薬の投与量については，最大量を用いることが重要であり，CEZを例とすると，米国の投与量で，100〜150 mg/kg/dayを8時間ごともしくは6時間ごとに分割して投与する（1回最大投与量は2,000mg）。

2 経口抗菌薬への変更

次に，培養結果や感受性結果が得られて，かつ患者の状態が改善傾向である場合に，経口抗菌薬への変更を行う。以前は小児でも成人同様に静注抗菌薬のみで治療を完遂する治療が行われていたが，近年国内外でのエビデンスが蓄積され，経口抗菌薬で化膿性関節炎や骨髄炎の治療が完遂できることがわかってきている[3）〜6)]。

経口抗菌薬への変更のタイミングは，①CRPが改善傾向であること（具体的な目標値を定めている施設もある[6)]），②疼痛や全身状態が改善傾向であること，③解熱し最低24時間が経過していること，④内服可能であること，などを基準に行う。ただし，いくつか例外もあり（図1），たとえば股関節の場合では長めに治療することがある（本症例は経過が良く比較的短期間で経口に変更できた）。ちなみに，内服変更のタイミングとしては，ESRよりもCRPを指標に用いることが多い印象である。これは，ESRは改善するのがCRPより遅くなる傾向があることが指摘されているからである[7)]（ただし，ESRが有用ではないというわけではなく，初期診断ではもちろんESRも重要な検査所見となる）。

具体的な経口抗菌薬の選択については，培養結果をもとに，可能な限り静注と同系統の狭域抗菌薬に変更する。よって，最低何日間は静注で治療といった基準はなく，以前に勤務していたコロラド小児病院では，上記の基準をもとに中央値3.4日ほどで経口への変更が可能であったというデータを出している[8)]。

ただし，血液培養が陽性のときは上記の条件に加えてフォローの血液培養の陰性化を確認（最低48時間以上）してから経口に変更する[8)]。これは比較的新しいアプローチで，「菌血症であってもそのフォーカスが筋骨格系感染症で，かつ免疫不全や多剤耐性菌による感染症でない場合は，カテーテル関連血流感染症とは

異なり内服切り替えが可能である」というものである．小児の筋骨格系感染症は通常一過性菌血症が病態に関与しており，血液培養陽性という結果はその病態の一端を表しているにすぎないという考え方に基づいている[8]．

一方，国内外の小児病院で，血液培養陽性時は最低2週間の静注治療を行う方針をとっている施設もあり，さらなるエビデンスの蓄積が必要な領域である[5]．ただし，抗菌薬治療後も持続して菌血症をきたしている場合は，より長めの静注治療に加えてほかのフォーカスを検索するなど，さらなる検査が必要になる．

3 治療期間

静注治療および経口治療を含めた合計の治療期間について，骨髄炎であれば，合計4〜6週間となる．その後のフォローでの，CRPの陰転化や所見などから総合的に判断して決める．

本症例のように，骨髄炎の合併のない化膿性関節炎で経過が良い場合はより短い治療期間でよく，起炎菌にもよるが，S. aureusで最低3週間となる．

これは忘れるな！ Take-home message

▶患者の状態が不安定なときは迷わず広域抗菌薬でカバーしていくが，培養結果がわかり，臨床症状の改善を認めた時点で狭域抗菌薬に切り替える！
▶フォーカスが筋骨格系の場合，患者の状態が許す限り，抗菌薬投与は培養検体が得られるまで待つことが重要！

最終経過

外来にて内服を継続．CRPは正常範囲内に改善した．骨髄炎の合併は認めず，計3週間の抗菌薬治療を完遂して，後遺症なく回復した．

文 献

1) Children's Hospital Colorado：Clinical Pathways. Musculoskeletal Infection. [https://www.childrenscolorado.org/globalassets/healthcare-professionals/clinical-pathways/musculoskeletal-infection.pdf]
   コロラド小児病院における筋骨格系感染症のガイドライン。

2) Wheeler AM, et al：Influence of culture results on management and outcome of pediatric osteomyelitis and/or septic arthritis. J Pediatric Infect Dis Soc. 2012；1(2)：152-6.

3) Zaoutis T, et al：Prolonged intravenous therapy versus early transition to oral antimicrobial therapy for acute osteomyelitis in children. Pediatrics. 2009；123(2)：636-42.

4) Wood JB, et al：Prolonged intravenous instead of oral antibiotics for acute hematogenous osteomyelitis in children. J Hosp Med. 2016；11(7)：505-8.

5) 磯貝美穂子, 他：骨髄炎治療における抗菌薬内服スイッチの有用性の検討．小児感染免疫. 2015；27(4)：297-303.

6) 小野山陽祐, 他：小児急性骨髄炎における治療経過と抗菌薬内服移行．日小児会誌. 2015；119(3)：581-8.
   文献3～6は，国内外の小児病院での内服抗菌薬移行の検討や総説。

7) Dartnell J, et al：Haematogenous acute and subacute paediatric osteomyelitis：a systematic review of the literature. J Bone Joint Surg. 2012；94(5)：584-95.

8) Spruiell MD, et al：Clinical care guideline for improving pediatric acute musculoskeletal infection outcomes. J Pediatric Infect Dis Soc. 2017；6(3)：e86-93.
   必読！　小児病院において，各関連科と連携した筋骨格系感染症のガイドラインの施行は，臨床症状の早期改善や安全な入院期間の短縮をもたらしたことを示した文献。

紙谷　聡

索引

欧文

A
ACCMガイドライン **109**
ACS；abdominal compartment syndrome **96**
ADAMTS-13活性 **103**
ARDS；acute respiratory distress syndrome **124**, **131**

C
CCHDスクリーニング **73**
cidofovir **148**
CLABSI；central line-associated bloodstream infection **143**
cold shock **109**
CRRT；continuous renal replacement therapy **101**
CRT；capillary refill time **5**, **6**, **7**, **29**
CVC；central venous catheter **125**

D
Dallasクライテリア **64**
defibrotide **148**
DIC；disseminated intravascular coagulation **57**, **101**
ductal shock **71**

E
ECMO；extracorporeal membrane oxygenation **65**, **83**, **130**
　V-A ── **71**, **101**
　　──導入児の生存率 **132**
　　──の適応 **66**, **67**, **131**
EGDTプロトコール **25**
etomidate **39**, **71**

F
FFP輸血 **121**
Fickの原理 **115**
FO；fluid overload **101**, **102**
full sepsis work-up **43**
full stomach **35**

G
Goldsteinの定義 **4**
GVHD；graft versus host disease **148**

H
halo sign **155**
HFNC；high flow nasal cannula **77**, **78**
HLHS；hypoplastic left heart syndrome **114**

I
IAA；interrupted aortic arch **72**, **74**

J
J-SSCG2016 **8**
JTASガイドブック2017 **16**

L
LRINECスコアリングシステム **90**

M
MRSA；methicillin-resistant *Staphylococcus aureus* **85**, **161**

N
NEC；necrotizing enterocolitis **55**
NF；necrotizing fasciitis **88**, **89**
NIV；non-invasive ventilation **79**
Norwood手術 **116**

P
PALSガイドライン **136**
PAT；Pediatric Assessment Triangle **17**, **23**
pigtailドレーン **94**
PRBC輸血 **119**
pSOFA **5**

Q
Qp/Qs **115**

qSOFA **2**

R
reversed halo sign **155**
room air **116**
RSウイルス **77**
RSI；rapid sequence intubation **36**
　　──のSOAP-ME **37**

S
SBI；serious bacterial infection **43**
Sepsis-1 **1**
Sepsis-2 **1**
Sepsis-3 **2**
SIRS；systemic inflammatory response syndrome **4**
SOFAスコア **3**
SSCG；Surviving Sepsis Campaign Guideline **6**, **25**
STSS；streptococcal toxic shock syndrome **88**

T
T細胞性急性リンパ性白血病 **141**
TAMOF；thrombocytopenia-associated multiple organ failure **101**, **103**
TRIPICU；Transfusion Strategies for Patients in Pediatric Intensive Care Units **119**

V
VAP；ventilator associated pneumonia **82**
VOD；veno-occusive disease **148**
VSD；ventricular septal defect **74**

W
warm shock **109**
WPW症候群 **138**

和文

あ
アデノウイルス感染症 **150**
アデノシン **134**
　　──の用法・用量 **137**
アトロピン **39**
アムホテリシンB **156**

い
インフルエンザウイルス **133**
院内救急トリアージ **19**

う
ウイルス性肺炎 **115**

え
エキノカンジン系 **156**
エンテロウイルス **61**
壊死性筋膜炎 **86**, **88**
壊死性腸炎 **94**
壊疽性膿瘡 **144**

か
カテーテル抜去の絶対的適応 **145**
カテコラミン不応性ショック **109**
カンジダ **154**
化学療法 **141**
化膿性関節炎 **162**
開腹管理 **96**
簡易血糖測定器 **24**
間欠透析 **102**

き
起炎菌 **46**, **88**
気管（内）挿管 **34**, **79**
　　──の適応 **35**
気管チューブ **36**
気道確保 **34**
気道管理のゴール **35**
急性胃腸炎 **29**
急性呼吸不全疾患 **76**
急性骨髄性白血病 **153**
急性心筋炎 **60**
急性虫垂炎 **94**
急性腹痛 **95**

胸水 64
筋弛緩薬 39

く

クモノスカビ 157
グラム陽性球菌 82

け

経静脈栄養 122
経腸栄養 119, 122
劇症型GAS感染症 88
劇症型心筋炎 61
　　インフルエンザウイルスによる── 133
　　エンテロウイルスによる── 61
血液培養 50
血液分布異常性ショック 12
血小板輸血 121
血糖値 119
　　──補正 31
減圧手術 97

こ

コルチコステロイド 107
抗菌薬 46
　　経口── 162
　　──の投与期間 51
高血糖 121
高流量鼻カニューラ酸素療法 147
酵母 155
骨髄炎 162
骨生検 160

さ

左心低形成症候群 72
細気管支炎 77
三尖弁閉鎖症 114
酸素運搬量 119

し

ショック 6, 7, 10, 90
　　──の一次評価 12
　　──の分類 12

糸状菌 155
自動能性上室性頻拍・頻脈 138
収縮期雑音 68
修正Bellの病期分類 56
重症感の評価 16
重症細菌感染症の評価 43
重症敗血症 1, 4, 124, 132
循環血液量減少性ショック 12, 28
循環作動薬抵抗性ショック 107
初期治療 23
　　──アルゴリズム 7
小児ARDS 81
　　──の重症度分類 131
小児癌 141
小児・新生児敗血症性ショックガイドライン2017 6
小児敗血症性ショック初期治療アルゴリズム2016 108
小児敗血症の診断基準 21
上室性頻拍 134, 136
心外閉塞・拘束性ショック 12
心拡大 63
心筋炎 62
　　──のAST値 65
心原性ショック 12, 60
心室中隔欠損 74
心房内リエントリー頻拍 138
真菌感染症 154, 156
侵襲性感染 156
新生児壊死性腸炎 55
人工呼吸器 81

す

すりガラス状陰影 154
ステロイド 67
　　──投与の是非 109
頭蓋内圧亢進 97
髄液検査 51
髄膜炎 51

せ

せん妄 **127**
成人敗血症診療ガイドライン **6**

そ

創減圧療法 **97**
早発型敗血症 **49**, **51**
造血幹細胞移植 **148**

た

ダメージコントロール手術 **96**
多臓器不全 **90**, **101**
体外式膜型人工肺 ☞ ECMO
対症療法 **90**
第一印象 **12**, **16**
代償性ショック **11**
大動脈弓離断症 **72**
大動脈縮窄症 **72**
大動脈弁狭窄症 **72**
脱水の評価 **29**
単心室血液拍出量 **117**
単心室循環 **113**

ち

チアノーゼ **117**
遅発型敗血症 **49**, **51**
治療抵抗性呼吸不全 **132**
治療抵抗性ショック **132**
中心静脈ライン関連血流感染症 **143**
腸管虚血 **96**
腸管粘膜障害 **96**
直視下喉頭鏡 **37**
鎮静 **34**, **38**, **124**
鎮痛 **34**, **124**

て

デクスメデトミジン **127**
デブリドマン **87**, **90**
低血圧性ショック **11**, **28**
低酸素飽和率 **112**
電解質補正 **31**

と

トリアージ **16**
動悸 **136**
動脈管性ショック **70**
動脈管閉鎖 **71**
動脈血酸素飽和率 **117**
洞性頻脈 **136**

に

ニューモシスチス **154**
日本版敗血症診療ガイドライン2016 **8**
乳酸値 **24**, **61**, **71**, **103**
尿路感染症 **24**

の

脳灌流圧低下 **96**
脳出血 **103**

は

バイタルサイン **12**, **18**
肺炎球菌 **82**, **108**
肺静脈うっ血 **63**
肺浸潤影 **154**
肺動脈弁閉鎖症 **114**
敗血症 **1**, **4**, **20**, **56**, **141**
　──性ショック **1**, **4**, **87**, **108**, **118**, **124**
　──のリスク因子 **50**
発熱
　新生児の── **45**
　──の低リスククライテリア **44**
発熱性好中球減少症 **141**, **142**
　──の単剤療法 **143**

ひ

ビデオ喉頭鏡 **38**
皮下トンネル **143**
非侵襲性換気 **76**
日和見感染 **149**, **153**
頻脈 **136**

ふ

フェンタニル **126**

フルコナゾール **156**
プロカルシトニン **91**
プロスタグランジン持続療法 **73**
腹水貯留 **94**
腹部X線検査 **56**
腹部コンパートメント症候群 **93**, **96**
腹部超音波検査 **56**
腹膜炎 **94**
分層皮膚移植 **92**

へ

ベンゾジアゼピン系薬 **127**

ほ

ボリコナゾール **156**
ポサコナゾール **156**
補足因子の確認 **18**
房室リエントリー性頻拍 **138**
乏尿 **5**, **108**

ま

マクロリエントリー心房頻拍 **138**
末梢循環 **12**

み

ミダゾラム **126**
ミルリノン **117**

未熟児 **48**

む

ムコール症 **154**
無呼吸 **55**

め

迷走神経刺激法 **134**, **137**
免疫不全患者 **156**

も

モニター管理 **37**
モルヒネ **126**

ゆ

輸液 **31**
　——の投与経路 **30**
　——不応性ショック **108**
輸血 **119**

よ

予防接種歴 **160**
腰椎穿刺 **43**

り

リドカイン **39**
緑膿菌 **142**, **144**

ろ

ロラゼパム **127**

編著 佐々木潤 ささきじゅん

ニクラウスこども病院 小児循環器集中治療

2005年　東京医科歯科大学医学部医学科卒業
同年　　在横須賀米国海軍病院にて初期研修
2006年　Elmhurst Hospital Center小児科研修開始
2009年　同・小児科チーフレジデント
2010年　Miami Children's Hospital小児集中治療フェロー
2013年　Miami Children's Hospital循環器集中治療フェロー
2014年より，Nicklaus Children's Hospital（旧Miami Children's Hospital）
循環器集中治療アテンディング

結局現場でどうする？
こどもの敗血症
Sepsis, ショック

定価（本体5,000円＋税）
2019年 3月10日 第1版

編著者　佐々木潤
発行者　梅澤俊彦
発行所　日本医事新報社　www.jmedj.co.jp
　　　　〒101-8718　東京都千代田区神田駿河台2-9
　　　　電話（販売）03-3292-1555　（編集）03-3292-1557
　　　　振替口座　00100-3-25171
印　刷　ラン印刷社

© Jun Sasaki 2019 Printed in Japan
ISBN978-4-7849-6247-1　C3047　¥5000E

・本書の複製権・翻訳権・上映権・譲渡権・公衆送信権（送信可能化権を含む）は
（株）日本医事新報社が保有します。

JCOPY　〈（社）出版者著作権管理機構 委託出版物〉
本書の無断複写は著作権法上での例外を除き禁じられています。複写される場合は，
そのつど事前に，（社）出版者著作権管理機構（電話 03-3513-6969，FAX 03-3513-6979，
e-mail：info@jcopy.or.jp）の許諾を得てください。

電子版のご利用方法

巻末の袋とじに記載されたシリアルナンバーで，本書の電子版を利用することができます。

手順①：日本医事新報社Webサイトにて会員登録（無料）をお願い致します。
（既に会員登録をしている方は手順②へ）

日本医事新報社Webサイトの「Web医事新報かんたん登録ガイド」でより詳細な手順をご覧頂けます。
www.jmedj.co.jp/files/news/20170221%20guide.pdf

手順②：登録後「マイページ」に移動してください。
www.jmedj.co.jp/mypage/

「マイページ」

マイページ中段の「会員限定コンテンツ」より電子版を利用したい書籍を選び，右にある「SN登録・確認」ボタン（赤いボタン）をクリック

表示された「会員限定コンテンツ」欄の該当する書名の右枠にシリアルナンバーを入力

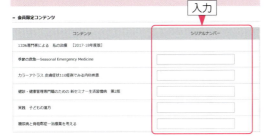

下部の「確認画面へ」をクリック

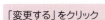

「変更する」をクリック

会員登録（無料）の手順

1 日本医事新報社Webサイト（www.jmedj.co.jp）右上の「会員登録」をクリックしてください。

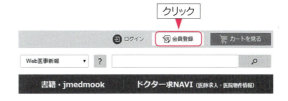

2 サイト利用規約をご確認の上（1）「同意する」にチェックを入れ，（2）「会員登録する」をクリックしてください。

3 （1）ご登録用のメールアドレスを入力し，（2）「送信」をクリックしてください。登録したメールアドレスに確認メールが届きます。

4 確認メールに示されたURL（Webサイトのアドレス）をクリックしてください。

5 会員本登録の画面が開きますので，新規の方は一番下の「会員登録」をクリックしてください。

6 会員情報入力の画面が開きますので，（1）必要事項を入力し（2）「（サイト利用規約に）同意する」にチェックを入れ，（3）「確認画面へ」をクリックしてください。

7 会員情報確認の画面で入力した情報に誤りがないかご確認の上，「登録する」をクリックしてください。

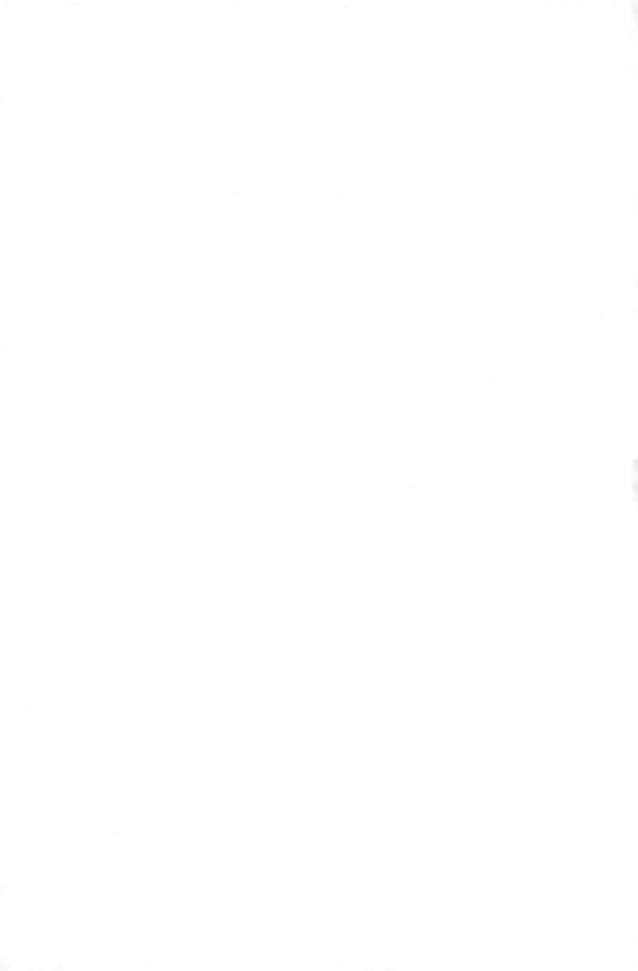